Inhaltsverzeichnis

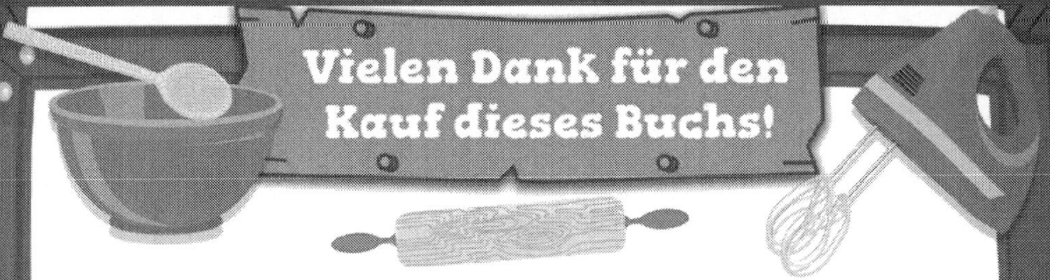

Vielen Dank für den Kauf dieses Buchs!

Süße Speisen gibt es in der Low Carb Küche nicht. Kuchen, Muffins und andere Köstlichkeiten sind leider ein Tabu. Und von Brot brauchen wir gar nicht erst reden – Brot ist immerhin eine gefährliche Kohlenhydratbombe! Doch was wäre wenn es da eine Möglichkeit gebe all diese Speisen zu genießen und trotzdem den Low Carb Lebensstil zu verfolgen? Würde dies nicht dein Leben viel einfacher machen?

Diese Fragen haben sich Ich liebe Low Carb und Theresa Blum gestellt und zusammen sind wir zu dem Schluss gekommen: Da muss eine Lösung her! Und so begaben sich die Low Carb Freunde zusammen auf eine Entdeckungsreise nach den köstlichsten, kohlenhydratarmen Verführungen.

Lieber Leser. Das „Ich liebe Low Carb Team“ musste sich **nur für Dich** durch unzählige Schokomuffins, Keto Pancakes und Low Carb Käsekuchen durchessen. Das war kein Spaß! All diese Torturen und Folter nur für einen Zweck: Der Fertigstellung dieses Buchs. Und nun hältst Du es in deinen Händen: Das Ergebnis von etlichen Geschmacktests und verbrauchten Low Carb Backwaren. Wir haben all diese Anstrengungen und Mühen auf uns genommen, nur um Dich nun von erfolgsgekrönten Auswahl hochwertiger Rezeptideen wählen zu lassen.

Natürlich sind wir hier nur am Scherzen. Die Produktion dieses Buchs hat Spaß gemacht und wir durften einige Aha Effekte in der Küche genießen.
Wir lieben Kochen und den Low Carb Lebensstil!

Dieses Buch hält 2 Teile für Dich bereit: Im 1. Teil findest Du eine umfangreiche Anleitung zur kohlenhydratarmen Ernährung. Grundbegriffe der Low Carb Ernährung werden geklärt, wir stellen Dir Stolperfallen bei der Umstellung auf Low Carb vor und Du erhältst viele weitere nützliche Informationen! Im 2. Teil des Buchs wird Dir dann die Möglichkeit geboten aus 55 exquisiten Rezepten zu wählen, die sich ideal für die kohlenhydratarme Backstube eignen.

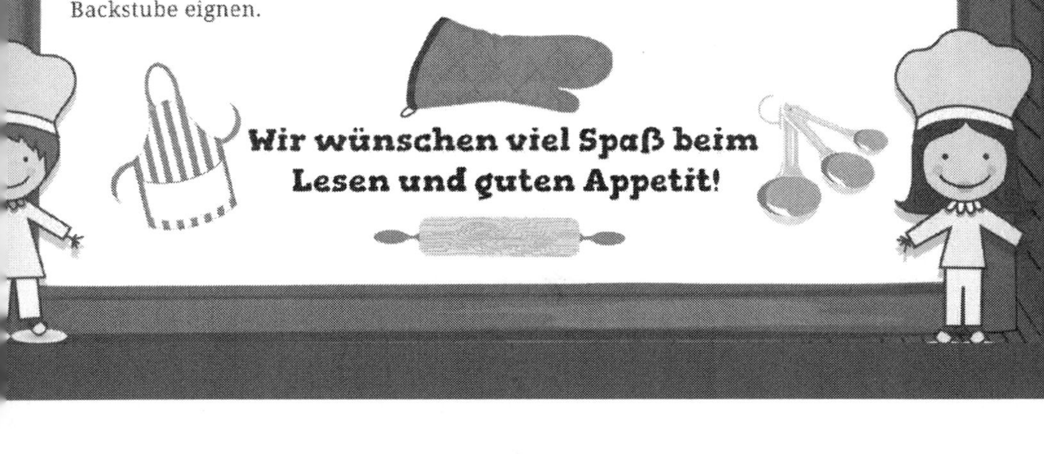

Wir wünschen viel Spaß beim Lesen und guten Appetit!

Was ist Low Carb?

Immer wieder werden neue Methoden gesucht, um in kurzer Zeit und so einfach wie nur möglich die Pfunde zum Purzeln zu bringen. Das liegt in der Natur des Menschen: auf einfachste Art und Weise und am besten schon gestern am Ziel anzukommen. In diesem Fall ist das Ziel die langersehnte Strandfigur, die man bisher nur mit unterdrücktem Neid in der Badezeit sehen konnte . Doch jetzt ist Schluss! Du hast dich wirklich entschlossen, etwas zu tun!

Endlich willst du in den Spiegel blicken voller Stolz und mit erhobenen Kopf!

Doch wie willst du das machen?
In den letzten Jahren wurden unzählige neue Wunderdiäten und Schlankmachkuren angepriesen, doch nur wenige haben sich gehalten. Die wohl beliebteste Art und Weise um abzunehmen, ist wohl die Low Carb-Diät.

So ziemlich jeder hat den Begriff „Low Carb" schon einmal zu hören bekommen, ob auf der Arbeit, im Fernsehen oder beim entspannenden Kaffee-Kränzchen mit der besten Freundin: Low Carb ist in aller Munde! Wenn es um das Abnehmen geht, ist die Low Carb-Diät die wohl bekannteste und zugleich umstrittenste Ernährungsweise, die es gibt.

Doch was heißt es überhaupt, sich Low Carb zu ernähren?
Der Begriff „Low Carb" ist ziemlich simpel zu erklären: Low Carb ist die Kurzform für Low Carbohydrates aus dem Englischen, was übersetzt „wenige Kohlenhydrate" bedeutet. Daraus kann man schlussfolgern, dass die Low Carb-Ernährung kohlenhydratreduziert funktioniert. Dabei ist es ganz unterschiedlich, wie viele Kohlenhydrate konsumiert werden können. Low Carb ist also nur ein Überbegriff, hinter dem sich speziellere Ernährungsweisen verstecken, wie die Atkins-Diät, die ketogene Ernährung oder No Carb-Diät. Doch all diese Formen haben eins gemeinsam: Man verzichtet auf überflüssige Kohlenhydrate.

EINES IST ABER GANZ SICHER – AUCH WENN MAN AUF KOHLENHYDRATE VERZICHTEN MUSS, DER GEWINN VON EINEM BESSEREN LEBENSGEFÜHL IST ES DEN AUFWAND WERT.

Wie funktioniert Low Carb?

Durch die kohlenhydratreduzierte Ernährung kommt der Körper in die natürliche Ketose. Dies ist ein Zustand, bei dem der Körper seine Energie nur aus Fettzellen bezieht, indem er Ketokörper bildet. Normalerweise verwendet der Körper Energie aus Glukose.

Glukose wird in einem weiteren Prozess in ATP, unsere Hauptenergiewährung, verwandelt. Ohne ATP hat der Körper keine Energie. Doch da der Mensch nicht immer Nahrung zugeführt bekommt oder weil nicht immer Kohlenhydrate zur Verfügung stehen, gibt es eine andere Art und Weise zur Energiegewinnung: die Ketose. Fettzellen wandeln sich bei diesem Prozess in ketogene Körper um, welche in ATP verwandelt werden.

Dadurch wird ohne Umwege Fett verbrannt und Energie gewonnen. Dieser Zustand kann erreicht werden durch zeitweiliges Fasten oder eine geringe Zufuhr von Kohlenhydraten. Die maximale Kohlenhydratzufuhr ist bei jedem Menschen verschieden, um die Ketose zu aktivieren. Grundsätzlich sollte nicht mehr als 100 g Kohlenhydrate zugeführt werden für die Ketose. Je weniger Kohlenhydrate, desto höher die Wahrscheinlichkeit zur Ketose.

Die Ketose hat den Vorteil, dass Energie länger zur Verfügung steht als im normalen Energiestoffwechsel. Wenn Kohlenhydrate zum Beispiel in Form von Zucker gegessen werden, gibt es große Blutzuckerspiegelschwankungen. Dadurch bekommt man kurzfristig viel Energie, welche später rapide abfällt. Um dies zu vermeiden, kann man die Ketose nutzen! Da dieser besondere Zustand des Körpers beim Fasten erreicht werden kann, nennt man ihn auch Hungerstoffwechsel.

Irritierender Weise bedeutet es nicht, dass man Hunger hat während der Ketose. Weitere Vorteile der Ketose sind eine schnellere Fettverbrennung, eine bessere mentale Leistungsfähigkeit und ein gesteigertes Energielevel!

WIE WIRD DIE KETOSE AKTIVIERT?

Der Fettstoffwechsel wird aktiv bei einem längeren Verzicht auf Kohlenhydrate, um die Glykogen Speicher im Körper vollkommen zu leeren. Ganz spezifisch bedeutet dies eine Begrenzung auf 50 Gramm Kohlenhydrate in der Ernährung am Tag. (Ballaststoffe mit eingerechnet)

Beschleunigt werden kann dieser Vorgang durch Ausdauereinheiten mit leichten bis mittleren Anstrengungsgrad. In den ersten Tagen der Umstellung empfehlen sich also lange Spaziergänge, um es sich Selbst leichter zu machen. Außerdem bewirkt Fasten das Leeren der Glykogen Speicher.

Auch kannst Du die spezielle Fettsorte namens MCT-Öl konsumieren, um die Umstellung in die Ketose zu beschleunigen. Die Mittelkettigen Triglyceride sind eine Art von Fettsäuren, welche im Körper einzigartig verstoffwechselt werden. Sie werden direkt in Keto Körper umgewandelt und stellen dadurch sofortige Energie für den Konsumenten bereit. Wer das nötige Kleingeld hat dafür hat, sollte einen Kauf definitiv in Betracht ziehen!

Vorteile der Low Carb Ernährung

Die kohlenhydratreduzierte Ernährungsweise ist nicht nur für den effektiven Gewichtsverlust geeignet. Leistungssportler aus den verschiedensten Disziplinen haben dies schon längst erkannt und können von der einzigartigen Wirkung der Low Carb Diät profitieren. Aber auch Menschen die ihr Konzentrationsvermögen erhöhen wollen werden durch eine Umstellung auf Low Carb profitieren. Low Carb ist nicht nur ein Ernährungstrend, sondern ein bereichernder Lebensstil. Nun erfährst Du wieso.

1 Der Verzicht auf Kohlenhydrate erleichtert den Fettverlust

Dies geschieht aus mehreren Gründen: Zum einen fördert der erhöhte Konsum von hochwertigen Fettquellen das Sättigungsgefühl und eliminiert Heißhungerattacken. Zum anderen werden überdeutlich weniger Kalorien aufgenommen, wenn man keine „leeren Kalorien" konsumiert. Diese „leeren Kalorien" haben keinen Nährstoffgehalt und sättigen daher nicht wirklich. Schlimmer noch: Sie erhöhen unser Appetitgefühl. Kennst Du das, wenn Du 1 Kugel Eiscreme isst und noch mehr willst? Genau davon spreche ich.

2 Verbesserung der mentalen Leistungsfähigkeiten

Es ist mittlerweile wissenschaftlich bewiesen, dass die kohlenhydratreduzierte Ernährungsweise das Konzentrationsvermögen steigert. Dies gilt jedoch nur für die ketogene Ernährung mit einem sehr radikalen Verzicht auf Kohlenhydrate. Belohnt wird man dafür mit einem erhöhten Fokus und auch einem besseren Erinnerungsvermögen. Dies hängt mit der Wirkungsweise von Low Carb zusammen. Statt Glucose als Energieträger für Prozesse im Gehirn zu verwenden, greift der Körper auf Keto Körper zurück. Diese können besonders gut im Gehirn verstoffwechselt werden und somit unsere Leistungsfähigkeit verbessern. Andere Menschen berichten von erhöhter Motivation, sowie von einem erhöhten Euphorie Gefühl.

3 Erhöhung der Ausdauer, weniger Sauerstoffverbrauch

Ausdauersportler nutzen diese Ernährung schon längst, um sich einen Vorteil gegenüber anderen Athleten zu verschaffen. Low Carb Athleten berichten von längerer Ausdauer und einige sogar von erhöhter Regenerationsfähigkeit.

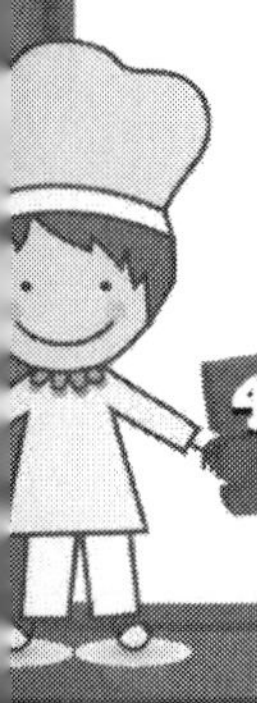

4 Stärkung des Immunsystem

Diabetiker und Krebskranke stellen ihre Ernährung auf Low Carb um, da Sie sich davon Vorteile bei der Bekämpfung ihrer Krankheit versprechen. Viele Erkrankte können den positiven Einfluss von Low Carb auf ihre Leiden bestätigen. Aber auch Menschen, die unter keiner Erkrankung leiden können von dieser Lebensweise profitieren. Keto Körper, die durch den Verzicht auf Kohlenhydrate vom Körper produziert werden, sind mächtige Antioxidantien. Antioxidantien benötigt der Körper, um seine körperlichen Abwehrprozesse aufrecht zu erhalten.

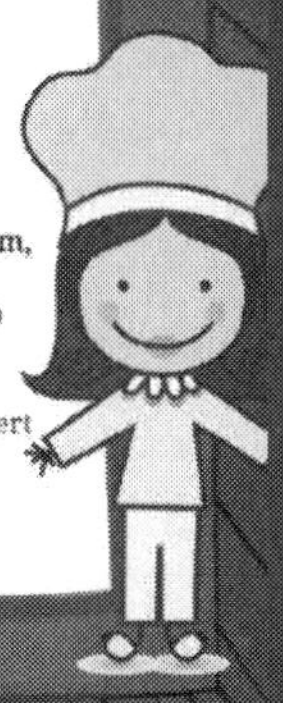

7 goldene Regeln der Low Carb-Ernährung

Kein Hungern!

Auch wenn die Low Carb-Ernährung viel stärker sättigt als andere herkömmliche Diäten, solltest du es nicht übertreiben. Iss ausreichend und versorge dich mit gesunden Lebensmitteln. Wenn du eine kohlenhydratreduzierte Kost betreibst, solltest du nicht hungern. Iss dich an den richtigen Nahrungsmittelrichtig satt. Nutze die tollen Fett-und Proteinquellen genügend!

Fokussiere dich auf das, was du essen darfst!

Viele Low Carb-Anfänger begehen den Fehler, sich viel mehr auf die Lebensmittel zu konzentrieren, die sie nicht essen dürfen. Mach es anders! Konzentriere dich lieber auf all die tollen Rezepte, die du jetzt ausprobieren kannst. Sei kreativ und schau, was für tolle Mahlzeiten du zaubern kannst. Du wirst ganz erstaunt sein, was alles OHNE Kohlenhydrate möglich ist!

Abwechslung!

Iss nicht immer dasselbe, sondern teste dich aus. Auch eine Low Carb-Ernährung kann langweilig werden mit den gleichen, monotonen Lebensmitteln. Handle aktiv und nutze die tollen Rezepte, die du hast, für dich aus! Wie wäre es denn mal mit gemeinsamem Low Carb-Kochen mit Freunden und Familie? Du wirst alle verblüffen können mit den fantastischen Möglichkeiten, die Low Carb bietet!

Teste dich aus!

Gerade für Low Carb-Anfänger ist es essentiell, den eigenen Stil erstmalzu finden. Es gibt unzählige Varianten der Low Carb-Ernährung und du solltest viele Möglichkeiten testen und schauen, mit welcher Methode du am besten zurechtkommst. Jeder Mensch reagiert verschieden auf Kohlenhydrate. Also lerne dich selbst genauer kennen und schau, wie viele Kohlenhydrate dir am besten tun!
Beginne zunächst mit 100 g Kohlenhydraten und senke sie kontinuierlich. Wenn du eine Phase erreicht hast, bei der du dich am besten fühlst, bleib dabei! Mach dir anfangs auch keine Vorwürfe, falls etwas nicht so klappt wie du willst.

Die ersten Low Carb-Wochen sind dazu da, dich selbst besser kennenzulernen, Rezepte auszuprobieren und die tollen Vorteile dieser Ernährung zu erfahren! Sei geduldig, und du wirst belohnt mit Resultaten, von denen du bisher nur geträumt hast!

Führe dir genügend Flüssigkeit zu!

Einer der größten Fehler, die man in der Diät betreiben kann, ist, zu wenig zu trinken. Am besten ist es, 1l Wasser/20kg Körpergewicht am Tag zu trinken. Für Sportler gelten noch höhere Werte! Du kannst Wasser oder ungesüßten Tee trinken, um deinen Flüssigkeitshaushalt zu decken. Du wirst viele Vorteile erkennen: Wer viel trinkt, bekommt schönere Haut und fühlt sich kraftvoller.

Praktisch alle Stoffwechselvorgänge benötigen Wasser. Wenn es bereits zu geringen Wasserengpässen kommt, wird die Gehirnleistungsfähigkeit um 20 % gedrosselt. Willst du das deinem Körper antun? Willst du auf Sparflamme laufen oder Vollgas geben können? Wenn dein Körper auf Hochtouren läuft, verbrauchst du außerdem mehr Kalorien. Weiterhin wird dir ausreichend Flüssigkeit einen zusätzlichen Sättigungseffekt bringen. Ein Vorteil, den du dir nicht entgehen lassen möchtest!

Kaufe richtige Lebensmittel ein!

Die richtige Ernährung beginnt im Einkaufswagen. Wenn du dir keine süßen Versuchungen kaufst, dann wirst du auch keine Probleme damit haben. Mach dir eine Einkaufsliste, bevor du einkaufst und lass dich nicht von der süßen Eiscreme in Versuchung führen. Studien haben gezeigt, dass satte Menschen gesünderes Essen einkaufen als hungrige Menschen. Daher: Geh niemals mit leeren Magen einkaufen. Du wirst es im Nachhinein nur bereuen!

Informiere dich und tausche dich aus!

Wenn du eine neue Gewohnheit in dein Leben bringst, ist es immer von Vorteil, Leute an deiner Seite zu haben, die in der gleichen Lage sind wie du! Trete doch Low Carb-Facebook-Gruppen bei, besuche Low Carb-Foren oder frage einen Freund oder eine Freundin, ob sie denn nicht auch Low Carb testen wollen! Zusammen ist man stärker! Außerdem gibt es dann jemanden, der dich immer wieder an deine Ziele erinnert und du bleibst bei der Sache.

Fehler bei der Umstellung auf Low Carb

1. ZU GROẞE VERÄNDERUNGEN AUF EINMAL

Eine Ernährungsumstellung ist nicht nur geistig anstrengend, sondern auch mental. Falls Du viele Jahre lang unzählige Mengen an Zucker zu Dir genommen hast, wird eine Umstellung auf eine kohlenhydratreduzierte Ernährung Dich fördern. Dein Körper muss erst lernen, Fette zur Energiegewinnung zu verwenden und auch Du musst Dich umstellen. Neue Rezepte, neue Lebensmittel und ein neues Lebensgefühl. All diese Veränderungen fordern Dir viel ab. Erwarte daher nicht zu viel von Dir Selbst in der Anfangsphase der Umstellung. Viele Menschen machen den Fehler nicht nur auf Low Carb, sondern auch noch auf das Intermittierende Fasten umzustellen. 2 große Ernährungsveränderungen auf einmal. Eine Katastrophe ist vorprogrammiert und Du kannst mit Frustration und Stress rechnen. Viele geben auf, weil Sie einfach zu viel auf einmal ändern wollen.

Gib Dir Selbst die Zeit, die Du benötigst. Setz Dir Ziele, doch behalte im Hinterkopf Du hast Dich dein ganzes Leben mit sehr vielen Kohlenhydraten ernährt. Eine Umstellung dauert seine Zeit.

2. ZU VIELE KOHLENHYDRATE

Wir alle verstoffwechseln Kohlenhydrate auf verschiedene Weisen. Manche Menschen können schon bei einem relativ hohen Konsum von 100 Gramm Kohlenhydrate am Tag von den Low Carb Vorteilen profitieren. Für den Großteil der Menschen ist dies aber nicht der Fall. Um tatsächlich den **ketogenen Stoffwechsel** zu aktiveren, welcher die einzigartigen Vorteile der Diät hervorruft...

Müssen wir den Kohlenhydratkonsum auf unter **50 Gramm** stellen. Manche Menschen müssen sogar auf unter 30 Gramm gehen. Zum Anfang deiner Umstellung empfiehlt es sich daher dringlichst deine Lebensmittel zu notieren. Rechne Dir deine Kohlenhydratzufuhr aus, um diesen Fehler zu vermeiden.

3. ZU WENIGE KALORIEN ZU SICH FÜHREN

Wer auf Low Carb umstellt wird automatisch weniger Kalorien zu sich führen. Durch hochwertige Fettquellen und den Verzicht auf Zucker wird das Sättigungsgefühl erhöht und Heißhungerattacken werden abgeschafft. Mach es Dir nicht Selbst schwerer indem Du deine Kalorienzufuhr radikal senkst. Für die meisten Menschen ist es sinnvoll erst einmal die Umstellung erfolgreich zu meistern. Danach kannst Du Dich auch um eine Kalorienreduktion kümmern. Schritt für Schritt zum Erfolg.

4. ZU VIEL PROTEIN KONSUMIEREN

Viele Menschen wissen nicht, dass auch der Konsum von zu viel Protein die Aktiviertung des ketogenen Stoffwechsel verhindert. Wenn Du zu viel Eiweiß zu Dir nimmst, wird dieses in Glucose schlichtweg umgewandelt. Gar nicht gut, wenn Du doch Fett als Energieträger verwenden willst.

5. BALLASTSTOFFE VERGESSEN

Leider berichten mir immer wieder Leute, dass sie Probleme mit ihrer Verdauung haben nach einer Umstellung auf Low Carb. Der häufigste Grund dafür ist der fehlende Konsum von Ballaststoffen. Diese sind jedoch essentiell für einen gesunden Stoffwechsel. Ich empfehle Dir Ballaststoffe durch grüne Gemüsesorten, wie Brokkoli oder Spinat zu erhalten. Auch Spargel eignet sich gut.

6. NÄHRSTOFFMANGEL

Mach nicht den Fehler Dich nur noch von Eiern und Speck zu ernähren. Natürlich ist diese Speise eines der Wahrzeichen für die Low Carb Ernährung. Und um ehrlich zu sein ist „Bacon and Egg" eine meiner Lieblingsspeisen. Aber wichtig ist es Abwechslung in die Ernährung zu bringen und auch auf den ausreichenden Konsum von Gemüsen zu achten. Nimm mindestens 300 Gramm Gemüse täglich zu Dir. Dies ist schnell erledigt, wenn Du als Bei Speise Brokkoli oder Spinat isst.

7. ZU WENIG WASSER

Durch den Verzicht auf Kohlenhydrate wird weniger Wasser im Körper gespeichert. Denn Kohlenhydrate haben die Fähigkeit Wasser an sich zu binden in den Glykogenspeicher unserer Muskeln. Wenn weniger Kohlenhydrate konsumiert werden müssen wir damit rechnen Wasser zu verlieren. Und zwar richtig viel. Die Pfunde die in den ersten Tagen Purzeln sind also nicht durch den Fettverlust zustande gekommen – wir verlieren einfach nur Wasser. Um diesen Verlust von Wasser entgegenzuwirken, sollten wir uns ausreichend hydrieren. Ungesüßter Tee und Mineralwasser eignen sich dazu am Besten.

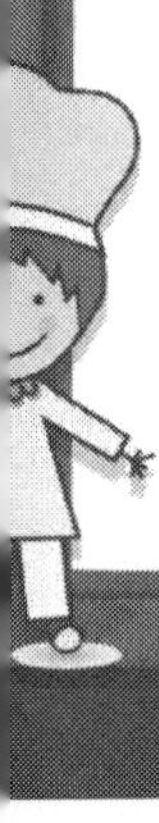

8. FEHLENDE ELEKTROLYTE – DIE KETO GRIPPE

Mit einem erhöhten Konsum von Wasser verlieren wir auch einige Elektrolyte durch unseren Urin. Es ist extrem wichtig sich um deinen Elektrolythaushalt zu kümmern. Bei der Umstellung auf Low Carb können ansonsten unschöne Nebenerscheinungen, wie Muskelkrämpfe, Müdigkeit, Schlappheit und fehlende Energie entstehen. Manche Leute berichten sogar von Depressionen. Nein Danke.

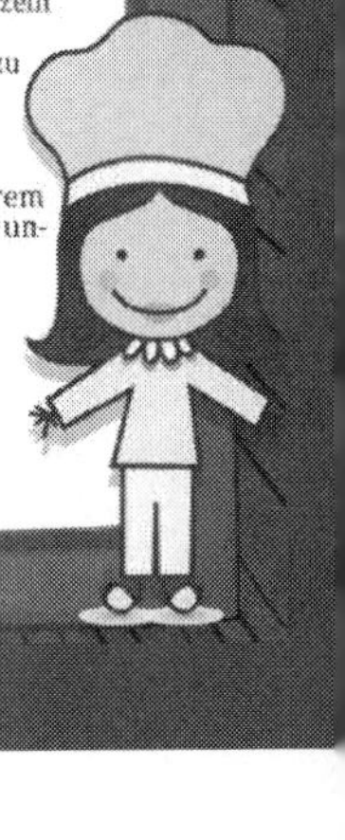

Wie auch bei einer normalen Grippe, gibt es für diese „Krankheit" ein Heilmittel: Erhöhe den Konsum von Mineralien.
Insbesondere solltest Du auf eine ausreichende Versorgung von Kalium und Magnesium achten, denn diese fehlen den meisten Menschen nach der Umstellung. Du kannst diese beiden Mineralien entweder günstig supplementieren oder Du isst mehr Lachs und Nüsse.

WAS ERLAUBT IST IN DER LOW CARB BACKSTUBE

Fette, Öle:

BESONDERS GEEIGNET SIND :

- Butter
- Kokosöl
- Olivenöl
- Distelöl
- Rapsöl

Praktisch alle unverarbeitenden Fette und Öle sind geeignet.

Auf Sonnenblumenöl sollte jedoch aufgrund des ungünstigen Omega-6 Gehalts weitgehend verzichtet werden

Ketogene Einkaufsliste

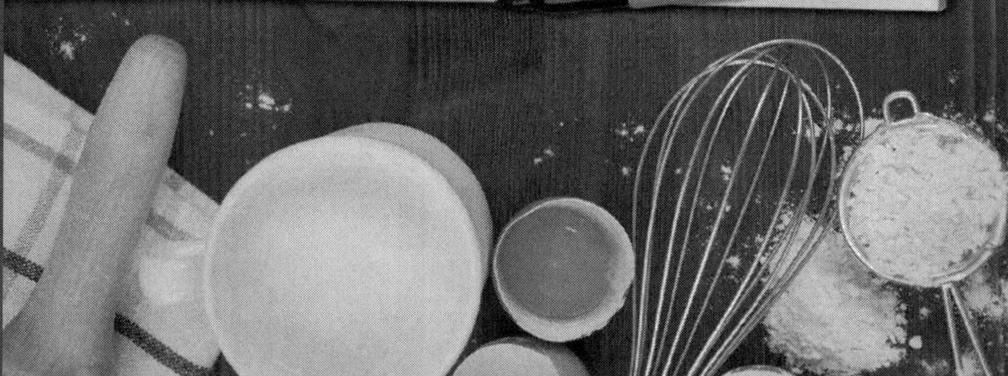

WAS ERLAUBT IST IN DER LOW CARB BACKSTUBE

Fisch und Seenahrung:

BESONDERS GEEIGNET SIND :

- Lachs
- Aal
- Forelle
- Heilbutt
- Hecht
- Hering
- Muscheln
- Shrimps

Praktisch alle Fischsorten dürfen verzehrt werden!

Ketogene Einkaufsliste

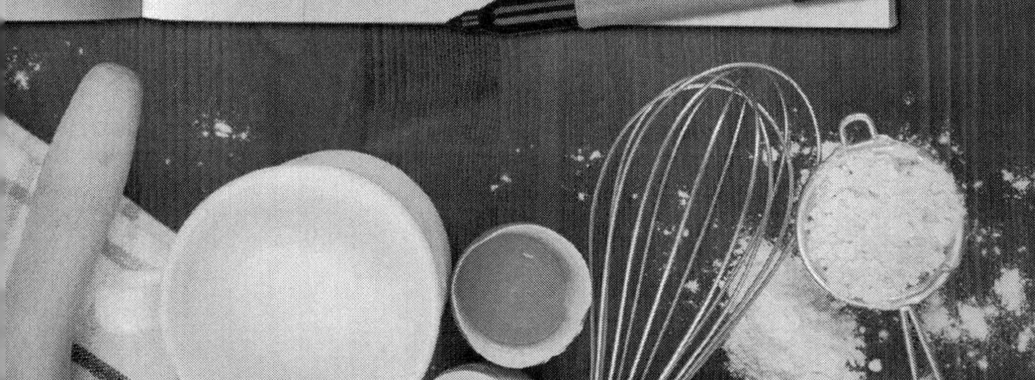

WAS ERLAUBT IST IN DER LOW CARB BACKSTUBE

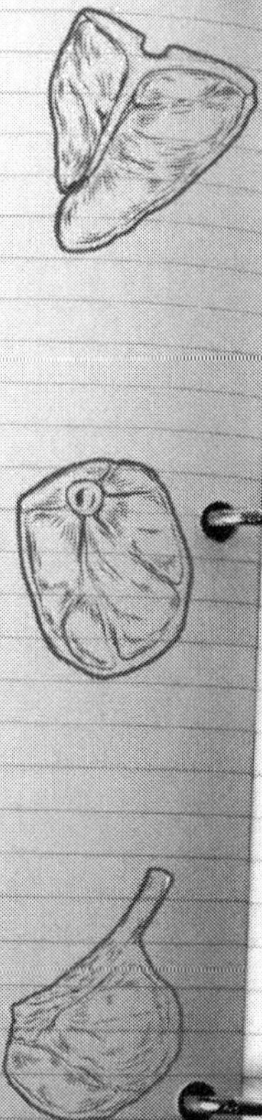

Fleisch:

- Schweinfleisch
- Rindfleisch
- Lamm
- Wild
- Geflügel
- Wurstwaren
- Kalbsfleisch

Praktisch alle Fleischsorten dürfen verzehrt werden!

Ketogene Einkaufsliste

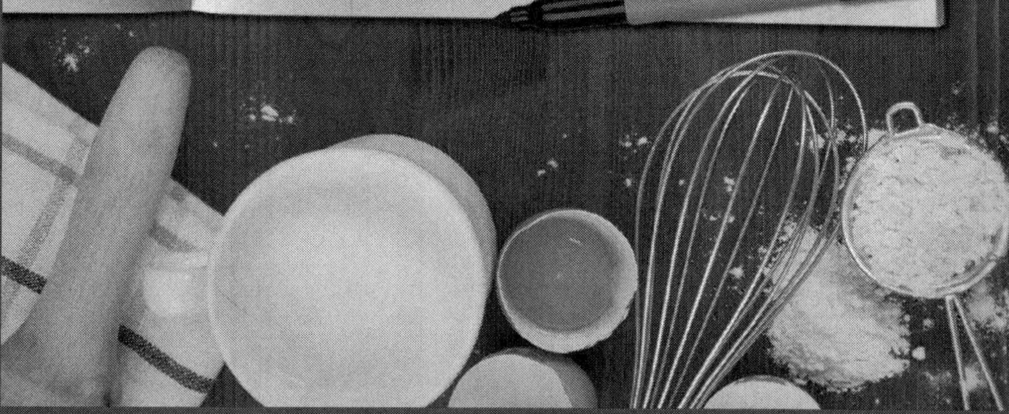

WAS ERLAUBT IST IN DER LOW CARB BACKSTUBE

Gemüse:

- Auberginen
- Brokkoli
- Blumenkohl
- Spinat
- Chinakohl
- Chicoree
- Spargel
- Pepperoni
- Kopfsalat
- Tomate
- Zwiebel
- Pilze
- Rosenkohl
- Sellerie
- Grüne Bohnen

Ketogene Einkaufsliste

WAS ERLAUBT IST IN DER LOW CARB BACKSTUBE

Milchprodukte/Eier:

- Alle Eiersorten
- Butter
- Quark Vollfett
- Fettige Käsesorten
- Vollmilch
- Buttermilch
- Sahne
- Hüttenkäse

Ketogene Einkaufsliste

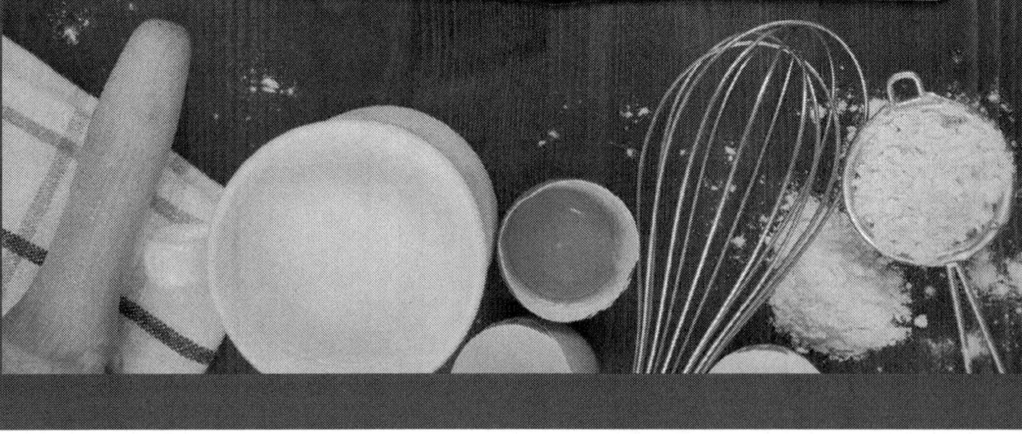

WAS ERLAUBT IST IN DER LOW CARB BACKSTUBE

Nüsse/Samen:

- Paranüsse
- Haselnüsse
- Erdnüsse
- Macadamia Nüsse
- Mandeln
- Chiasamen
- Flachssamen
- Kürbiskerne
- Walnüsse
- Pistazien

Ketogene Einkaufsliste

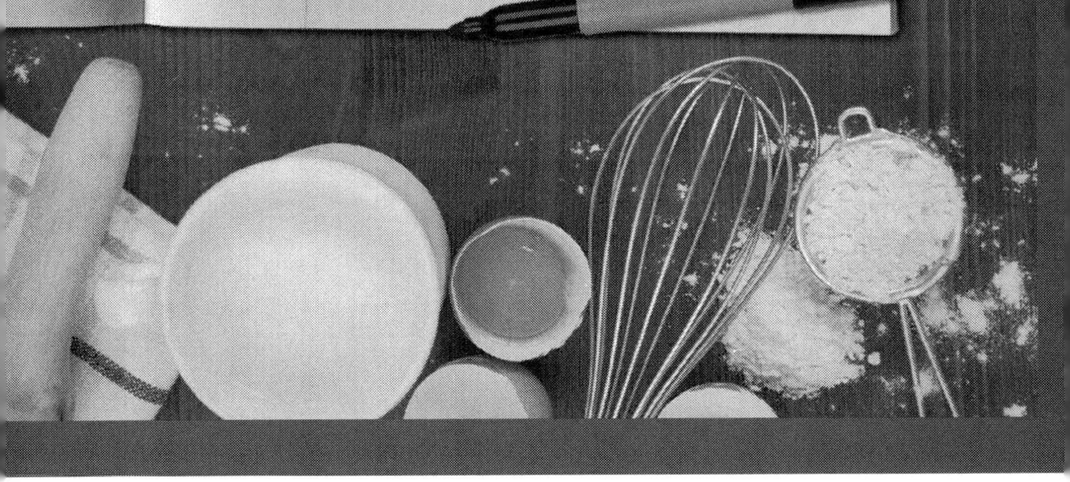

WAS ERLAUBT IST IN DER LOW CARB BACKSTUBE

Obst:

BESONDERS GEEIGNET SIND :
- Avocado
- Zitrone

GEEIGNET SIND :
- Rhabarber
- Wassermelone

IN MAßEN GEEIGNET SIND :
- Erdbeeren
- Brombeeren
- Himbeeren
- Johannisbeeren

Ketogene Einkaufsliste

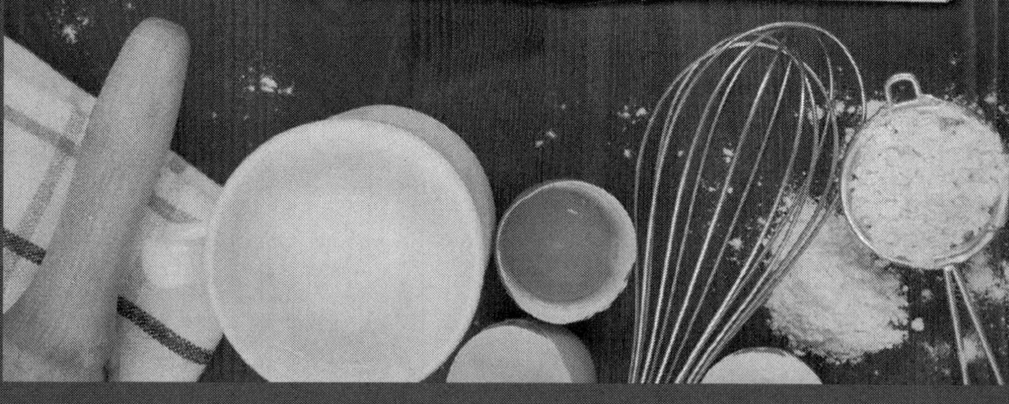

Die Rezepte Richtig Anwenden

Kommen wir nun zum Hauptteil des Buchs: Den Rezepten!

Die folgenden Rezepte wurden zusammengestellt aus einer Sammlung von leckeren und erfolgsgekrönten Low Carb Rezepte. Der Rezeptteil wird in 3 Kategorien eingeteilt:

- **Köstliche Verführungen - Für jeden Anlass geeignet**
- **Süße Köstlichkeiten - Für die Low Carb NaschKatzen**
- **Und natürlich: Delikatessen für Unterwegs - Gourmet Food To go**

Im Rezeptteil findest Du folgende Angaben zu den Rezepten:

Die Zutatenliste: Welche Lebensmittel benötigst Du für die Zubereitung von deinem kohlenhydratarmen Gaumenschmaus.

Die Zubereitung: Schritt für Schritt wird Dir gezeigt, wie Du deine Mahlzeit zubereiten musst. Die Anleitung ist simpel gehalten und leichtverständlich.

Vorbereitungszeit: Gemüse schneiden, waschen oder auch einen Teig vorbereiten benötigt Zeit. Danach kann es sein, dass Du noch eine Pause einlegen musst, weil der Teig gehen muss oder etwas muss für den guten Geschmack ziehen. Darum findest Du Angaben zur gesamten Zubereitungszeit und zur Vorbereitungszeit.

Nährwertangaben: Neben der Menge an Kalorien finden Sie eine genaue Auflistung, wie sich das Gericht in Proteingehalt, Kohlenhydrate und Fettgehalt aufteilt. So können Sie jederzeit überblicken, was Sie zu sich nehmen.

UND NUN VIEL SPAß BEIM KOCHEN UND PROBIEREN!

Süße Köstlichkeiten

Für die Low Carb Naschkatzen

Himbeer Streuselkuchen

Vorbereitungszeit
10 Minuten

Fertig in
55 Minuten

Nährwertangaben

Kalorien
178 KCAL

Proteingehalt
9,6 g

Kohlenhydratgehalt
2,3 g

Fettgehalt
13,7 g

Zutatenliste

- 75 g Butter weich
- 1 Ei + 2 Eigelb Größe M
- 50 g Erythrit
- 2 TL Stevia-Streupulver mit Erythrit
- 1 Prise Salz
- 50 g Eiweißpulver Vanille
- 50 g Mandelmehl nicht entölt
- 25 g Mandelmehl entölt
- 1/2 TL Backpulver
- 200 g gefrorene ungesüßte Himbeeren
- 1 TL Stevia-Streupulver mit Erythrit
- 1/2 TL Guarkernmehl

Zutaten für 8 Stücken

Zubereitung

1. Die Himbeeren in einem kleinen Topf oder der Mikrowelle erhitzen. Darin den Teelöffel Stevia-Streusüße au×ösen. Lauwarm abkühlen lassen und das Guarkernmehl über die Himbeeren sieben und unterrühren.
2. Die Butter mit dem Ei und den Eigelben aufschlagen und die Süßmittel und das Salz unterrühren.
3. Die Mehle / Pulver mischen und esslöffelweise unterrühren.
4. Die Backform mit Backpapier auskleiden und den Rand mit Butter fetten. 2/3 des Teiges in die Form als Boden und als 2-3 cm hohen Rand machen. Die Himbeermasse auf den Boden füllen und den restlichen Teig zerrupft über den Himbeeren verteilen
5. Für 45 Minuten in den Ofen stellen. Nach 20-25 Minuten mit Alufolie abdecken, damit der Kuchen nicht zu dunkel wird.

Erdnuss-Schoko Cookies

Vorbereitungszeit
10 Minuten

Fertig in
25 Minuten

Zutatenliste

- 50 g Butter, weich
- 1 Ei, Größe M
- 1 Eigelb
- 50 g Erdnussmus
- 50 g Erythrit
- 2 TL Stevia-Streupulver mit Erythrit
- 50 g Eiweißpulver Vanille
- 50 g Mandelmehl nicht entölt
- 25 g Mandelmehl entölt
- 1 TL Backpulver
- 50 g gehackte Erdnüsse
- 50 g Schokodrops zuckerfrei

Zutaten für 15 Kekse

Nährwertangaben

Kalorien
133 KCAL

Proteingehalt
7 g

Kohlenhydratgehalt
2,3 g

Fettgehalt
10,3 g

Zubereitung

1. Den Backofen auf 175 Grad Umluft vorheizen.
2. Die Butter mit dem Ei und dem Eigelb aufschlagen und die Süßmittel unterrühren. Dann das Erdnussmus mit unterarbeiten.
3. Die Mehle / Pulver mischen und esslöffelweise unterrühren.
4. Zum Schluss noch die gehackten Erdnüsse und die Schokolade zufügen
5. Der Teig ist relativ fest. Mit einem Esslöffel jeweils auf ein mit Backpapier belegtes Backblech geben und kreisförmig zerdrücken. Die Erdnuss-Schoko-Cookies 10-15 Minuten hellbraun backen.

Proteinriegel mit Erdnussbutter

Vorbereitungszeit
15 Minuten

Fertig in
75 Minuten

Zutatenliste

Für die Riegel

- 90 Gramm Bio-Proteinpulver
- 80 Gramm gemahlene Mandeln
- 60 Gramm Erdnussbutter
- 60 Gramm Reissirup
- 2 Esslöffel Kokosöl
- 4 Esslöffel Hafermilch

Für das optionale Topping

- Zartbitter-Kuvertüre
- Trockenfrüchte
- Nüsse

Zutaten für 6 Riegel

Nährwertangaben

Kalorien
250 KCAL

Proteingehalt
18 g

Kohlenhydratgehalt
9 g

Fettgehalt
0 g

Zubereitung

1. Eine kleine rechteckige Form mit Frischhaltefolie auskleiden. Alle Zutaten für die Riegel gut miteinander mischen; das klappt am besten mit einem Food Processor o.ä.
2. Die Masse zuletzt mit den Händen zusammenkneten, falls sie etwas bröselig ist. Sollte sie zu trocken wirken, kann man noch einen Schuss mehr Milch oder Süßungsmittel zugeben. Die Menge des Reissirups hängt auch davon ab, ob ihr neutrales, ungesüßtes Proteinpulver oder aromatisiertes und schon leicht gesüßtes wie Vanille nehmt.
3. Die Masse in die Form geben und glattdrücken. Mindestens 1 h kühlstellen, alternativ über Nacht.
4. Mit einem großen Messer in Riegel schneiden und nach Belieben mit etwas hochwertiger Zartbitterkuvertüre, Trockenfrüchten, Nüssen o.ä. dekorieren. Im Kühlschrank aufbewahren.

Zwetschgen Zimtstreuselkuchen

Vorbereitungszeit

45 Minuten

Fertig in

55 Minuten

Nährwertangaben

Kalorien

190 KCAL

Proteingehalt

9,8 g

Kohlenhydratgehalt

5,1 g

Fettgehalt

14 g

Zutatenliste

- 75 g Butter weich
- 1 Ei Größe M + 2 Eigelb Größe M
- 50 g Erythrit
- 2 Tl Stevia-Streupulver mit Erythrit
- 2 Tl Stevia-Streupulver mit Erythrit
- 1 Prise Salz
- 50 g Eiweißpulver Vanille
- 50 g Mandelmehl nicht entölt
- 25 g Mandelmehl entölt
- 1/2 Tl Zimt
- 1/2 Tl Backpulver
- 300 g Zwetschgen, entkernt und halbiert

Zutaten für 8 Stücke

Zubereitung

1. Backofen auf 175 Grad Umluft vorheizen.
2. Die Butter mit dem Ei und den Eigelben aufschlagen und die Süßmittel und das Salz unterrühren
3. Die Mehle / Pulver mischen und esslöffelweise unterrühren.
4. Die Backform mit Backpapier auskleiden und den Rand mit Butter fetten. 2/3 des Teiges in die Form als Boden und als 2-3 cm hohen Rand machen. Die Zwetschgen auf den Boden legen und den restlichen Teig zerrupft über dem Obst verteilen.
5. Für 45 Minuten in den Ofen stellen. Nach 20-25 Minuten mit Alufolie abdecken, damit der Kuchen nicht zu dunkel wird.

Sauer-macht-lustig-Kuchen

Vorbereitungszeit
10 Minuten

Fertig in
55 Minuten

Zutatenliste

Für den Teig:

- 75 g weiche Butter
- 60 g Erythrit
- 3 TL Stevia-Streupulver mit Erythrit
- 3 Eier Größe M
- 45 g Mandelmehl entölt
- 40 g Eiweißpulver Vanille
- 75 g Mandelmehl nicht entölt
- 2 TL Backpulver
- 1 TL Guarkernmehl
- 2 TL frisch geriebene Zitronenschale einer Bio-Zitrone
- 100 ml frisch gepresster Zitronensaft
- 150 g Johannisbeeren von den Rispen gezupft etwa Butter zum Fetten der Form

Für den Guss:

- 15 ml frisch gepresster Zitronensaft
- 50 g Puder-Erythrit

Zutaten für 8 Stücke

Nährwertangaben

Kalorien
212 KCAL

Proteingehalt
11,7 g

Kohlenhydratgehalt
3,2 g

Fettgehalt
16,1 g

Zubereitung

1. Den Backofen auf 175 Umluft Grad vorheizen.
2. Für den Teig die Butter mit den Süßmitteln und den Eiern verrühren. Die trockenen Zutaten für den Teig mischen. Die Mischung esslöffelweise unter den Teig rühren. Nach etwa der Hälfte der Menge den Zitronensaft und den Zitronenabrieb hinzufügen. Dann den Rest der trockenen Zutaten unterrühren. Zum Schluss vorsichtig die Johannisbeeren unterheben und eine kleine Springform mit Backpapier auslegen und den Rand mit etwas Butter fetten. Den Kuchen für 40-45 Minuten backen. Nach etwa 25 Minuten mit Alufolie abdecken, da der Kuchen sonst zu dunkel wird.
3. Wenn der Kuchen abgekühlt ist, dann für den Guss den Zitronensaft mit dem Puder-Erythrit erhitzen und anschließend ×üssig über dem Kuchen mit einem Pinsel verteilen.

Erdbeer-Schmandkuchen

Vorbereitungszeit
10 Minuten

Fertig in
35 Minuten

Nährwertangaben

Kalorien
136 KCAL

Proteingehalt
6,3 g

Kohlenhydratgehalt
2,9 g

Fettgehalt
10,1 g

Zutatenliste

- 250 g Schmand, 20% Fett
- 1 Ei, Größe L
- 25 g Kokosmehl
- 35 g Eiweißpulver Vanille
- 30 g Puder-Erythrit
- 1/2 TL Backpulver
- 1/4 TL Guarkernmehl
- Küchenhelfer
- 1/4 TL gemahlene Bourbon-Vanille
- 30 g Schokodrops zuckerfrei Weiss
- 100 g frische Erdbeeren, in Scheiben geschnitten
- 10 g Butter, zum Fetten der Form

Zutaten für 8 Stücke

Zubereitung

1. Backofen auf 175 Grad Umluft vorheizen.
2. Die trockenen Zutaten (außer den Schokodrops) vorweg in einer Schüssel mischen.
3. In einer Rührschüssel den Schmand mit dem Ei verrühren und dann die trockene Mischung esslöffelweise unterrühren. Zum Schluss noch die weißen Schokodrops untermischen.
4. Den Boden der kleinen Springform mit Backpapier auslegen und den Rand mit Butter fetten. Den cremigen Teig in die Form füllen und die Erdbeerscheiben verteilen. Den Kuchen nun für 25 Minuten backen und dann abkühlen lassen.

Rhabarber-Kokos Kuchen

Vorbereitungszeit
10 Minuten

Fertig in
60 Minuten

Zutatenliste

- 50 g weiche Butter
- 60 g Erythrit
- 1 Prise Salz
- 3 TL Stevia-Streupulver mit Erythrit
- 2 Eier Größe L
- 25 g Mandelmehl entölt
- 30 g Kokosmehl
- 25 g Eiweißpulver Vanille
- 50 g Mandelmehl nicht entölt
- 40 g Kokosraspel
- 1 TL Backpulver
- 1/2 TL Guarkernmehl
- 100 ml Kokosmilch
- 250 g Rhabarber geschält in kleine Stücke geschnitten

Zutaten für 8 Stücke

Nährwertangaben

Kalorien
205 KCAL

Proteingehalt
8,8 g

Kohlenhydratgehalt
2,6 g

Fettgehalt
16,4 g

Zubereitung

1. Den Backofen auf 175 Umluft Grad vorheizen.
2. Die trockenen Zutaten für den Teig in einer Schüssel abwiegen und diese mischen
3. Butter und Eier mit den Süßmitteln und der Prise Salz in einer Rührschüssel vermengen. Esslöffelweise die trockene Mischung unterrühren und die Kokosmilch nach und nach zugeben. Zum Schluss noch den Rhabarber unterheben.
4. Eine kleine Kastenform mit Backpapier auslegen. Den Teig in die Form geben und für etwa 50 Minuten in den Backofen. Wenn der Kuchen zu dunkel wird, dann nach ca. 30 Minuten mit etwas Alufolie schützen.

Low Carb Käsekuchen mit Apfel

Zutatenliste

- 2 Eier Größe M, getrennt in Eiweiß und Eigelb
- 250 g Quark mit 40 % Fett
- 35 g Eiweißpulver Vanille
- 1-2 TL Stevia-Streupulver mit Erythrit
- 1/4 TL feiner Abrieb der Schale einer Bio-Zitrone
- 25 g Puder-Erythrit
- 120 g Jonagold-Apfel

Zutaten für 8 Stücke

Vorbereitungszeit: 10 Minuten

Fertig in: 45 Minuten

Nährwertangaben

Kalorien: 90 KCAL

Proteingehalt: 8,6 g

Kohlenhydratgehalt: 3,1 g

Fettgehalt: 5,0 g

Zubereitung

1. Den Backofen auf 165 Grad Umluft vorheizen.
2. Die Eiweiße steif schlagen.
3. Die Käsecreme (Eigelbe, Quark, Eiweißpulver, Süßmittel, Zitrone) anrühren und dann den Eischnee unterheben. In eine mit Backpapier ausgelegte Springform streichen. Ich klemme einfach 1/4 Blatt Backpapier in die Springform ein. Dann die Apfelscheiben auf die Creme legen. Den Low-Carb-Käsekuchen für 30-35 Minuten im Ofen backen.
4. Den Käsekuchen im Ofen bei leicht geöffneter Tür (Kochlöffel zwischen die Tür und Ofen klemmen) abkühlen lassen. Den Rand vorsichtig mit dem Messer lösen.

Chocolate Chip-Cookies

Vorbereitungszeit

40 Minuten

Fertig in

60 Minuten

Zutatenliste

- 50g Schokolade, gehackt, zuckerfrei
- 40g Mandeln, gehackt
- 1 EL Butter, weich
- 0,5 Fläschchen Vanillearoma
- Süßstoff
- 40g Mandeln, gemahlen
- 2 EL Schlagsahne
- 1 Ei
- 0,5 TL Natron
- 1 Prise Salz

Zutaten für 8 Portionen

Nährwertangaben

Kalorien

122,8 KCAL

Proteingehalt

3,8 g

Kohlenhydratgehalt

3,2 g

Fettgehalt

10,3 g

Zubereitung

1. Die geschmolzene Butter zusammen mit den übrigen Zutaten (außer den Schokostückchen) in eine Rührschüssel geben und zu einem cremigen Teig verrühren.
2. Nun die gehackten Schokostückchen in den Teig geben und unterheben.
3. Den Teig etwa 30 Minuten im Kühlschrank kaltstellen.
4. In der Zwischenzeit den Backofen auf 180°C vorheizen.
5. Nun mit Hilfe von 2 Teelöffeln portionsweise kleine Schoko-Teigberge auf ein mit Backpapier ausgelegtes Backblech geben, die im Ofen etwa 12 Minuten goldgelb gebacken werden.

Protein-Nuss-Schnitten

Vorbereitungszeit
15 Minuten

Fertig in
15 Minuten

Zutatenliste

- 50 g Eiweißpulver, z.B. Vanille
- 100 ml Milch
- 30 g Nusskern-Mischung
- Stevia oder Süßstoff nach belieben
- 2 Ei(er)
- 80 g Erdnussbutter
- 50 g Mandelmehl, entölt

Nährwertangaben

Kalorien
127 KCAL

Proteingehalt
11,4 g

Kohlenhydratgehalt
1,9 g

Fettgehalt
7,8 g

Zutaten für 10 Portionen

Zubereitung

1. Verrühre alle Zutaten zu einem homogenen Teig.
2. Verteile den Teig gleichmäßig auf einem Backblech mit Backpapier.
3. Dann ca. 10 Minuten im vorgeheizten Ofen bei 175°C backen.
4. Wenn der Fladen abgekühlt ist, kannst du diesen nach Bedarf zuschneiden.

Kalter Käsekuchen mit Erdbeeren

Vorbereitungszeit
60 Minuten

Fertig in
12 Stunden

Zutatenliste

- 1 kg Magerquark
- 4 Beutel Gelatine Fix
- 40 g Whey Protein - Vanilla Ice Cream Link zum Shop
- 800 ml heißes Wasser (nicht kochend)
- 100 ml Milch 1,5%
- Flavor Drops Vanille oder Süßungsmittel nach Wahl
- 2 verschiedene Packungen Götterspeise
- 200 g Erdbeeren

Zutaten für 5 Portionen

Nährwertangaben

Kalorien
141 KCAL

Proteingehalt
24 g

Kohlenhydratgehalt
8 g

Fettgehalt
1 g

Zubereitung

1. Früchte abbrausen, kleinschneiden und zur Seite stellen
2. Die Götterspeise in zwei Schüsseln in jeweils 400 ml heißes Wasser einrühren and in den Kühlschrank reinstellen (zwischendurch immer wieder danach schauen und langsam umrühren)
3. Nach ca. 1 ½- 2 Stunden beginnt die Götterspeise etwas anzudicken (je nach Hersteller ggf. länger) Das ist der Zeitpunkt die Quarkcreme vorzubereiten.
4. Magerquark, Milch und das Proteinpulver gut verrühren.
5. Mit Flavor Drops oder anderen Süßungsmittel abschmecken.
6. Für die erste Schicht zwei Beutel Gelatine Fix unter ständigem Mixen in 500g Crememasse einrühren.
7. Die Creme in einer runden Kuchenform glattstreichen und etwas im Kühlschrank stehen lassen, solange bis die Masse etwas aushärtet.
8. Die zweite Schicht Götterspeise auf der kalten Creme verteilen, die Erdbeeren darauf verteilen - Götterspeise abkühlen lassen. Die Schicht muss nur so hart sein, dass sich die Creme nicht untermischt.
9. Die dritte Schicht wird wie die erste Schicht zubereitet und auf der Götterspeise verteilt. Wieder wird die Masse in den Kühlschrank gestellt.
10. Die vierte Schicht ist die letzte Götterspeise. Diese wird zum Schluss über den Kuchen verteilt.
11. Den Kuchen über Nacht in den Kühlschrank stellen.

Vanilla-Coconut Mugcake

Vorbereitungszeit
10 Minuten

Fertig in
10 Minuten

Zutatenliste

- 4 EL. Haferflocken, Blütenzart
- 1 Banane, zermatscht
- 1 Eiklar
- 3 Tropfen Flavor Drops Kokos
- 1 Scoop - Vanilla Ice Cream Whey Protein
- 1/2 TL. Weinstein Backpulver
- 1 EL. griechischer Joghurt

Zutaten für 1 Portion

Nährwertangaben

Kalorien
390 KCAL

Proteingehalt
32 g

Kohlenhydratgehalt
51 g

Fettgehalt
5 g

Zubereitung

1. Die Banane mit dem Ei verquirlen.
2. Alle trockenen Zutaten in einer feuerfesten Schüssel vermischen und mit dem Bananen-Ei Mix verrühren.
3. Flavor Drops hinzufügen und gut umrühren (Sparsam dosieren !)
4. 3 Minuten in der Mikrowelle erhitzen, auf einen flachen Teller umdrehen und weitere 1 Minute erhitzen.

Kokosmakronen

Vorbereitungszeit
45 Minuten

Fertig in
45 Minuten

Nährwertangaben

Kalorien
83 KCAL

Proteingehalt
2 g

Kohlenhydratgehalt
2 g

Fettgehalt
7 g

Zutatenliste

- Kokosraspel(n) - 200g
- Zimt - 1/2 Tl
- Stevia - 1-2 El
- Eiweiß - 3
- Prise Salz
- Oblaten

Zutaten für 18 Portionen

Zubereitung

1. Den Backofen auf etwa 130° vorheizen.
2. Kokosraspeln in einer beschichteten Pfanne unter Rühren leicht goldbraun anrösten.
3. Wenn die Kokosraspeln lauwarm sind, Zimt und Stevia zugeben und alles abkühlen lassen.
4. Eiweiß und Salz sehr steif schlagen. Kokos-Zimt-Masse vorsichtig unter den Eischnee heben und gleichmäßig verrühren.
5. Das Backblech mit Backpapier auslegen und die Oblaten darauf verteilen.
6. Die Kokosmasse auf die Oblaten verteilen und für ca. 25 Minuten in den vorgeheizten Backofen schieben und backen.

Erdnussbutterkekse

Vorbereitungszeit
15 Minuten

Fertig in
20 Minuten

Zutatenliste

- 120g Erdnussbutter
- 1 TL Vanille-Aroma
- 1 Ei
- Zuckerersatz nach Geschmack (z.B. Stevia)

Zutaten für 10 Portionen

Nährwertangaben

Kalorien
75 KCAL

Proteingehalt
3,9 g

Kohlenhydratgehalt
1,1 g

Fettgehalt
5,8 g

Zubereitung

1. Alle Zutaten in einer Rührschüssel zu einem Teig verkneten.
2. Nun mithilfe von zwei Teelöffeln kleine Kugeln formen und diese auf einem mit Backpapier ausgelegten Backblech platzieren.
3. Bei 180 °C etwa 12 Minuten goldbraun backen.

Marmorkuchen

Vorbereitungszeit
15 Minuten

Fertig in
60 Minuten

Zutatenliste

- 230 g Mandelmehl
- 80g Butter, weich
- 1 Päckchen Backpulver
- 4 EL Mascarpone
- 3 TL Kakaopulver, entölt
- 5 Eier
- 1 Fläschchen Butter-Vanille-Aroma
- 4 EL Eiweißpulver, neutral
- Süßstoff nach Gusto

Zutaten für 12 Portionen

Nährwertangaben

Kalorien
185 KCAL

Proteingehalt
14 g

Kohlenhydratgehalt
3 g

Fettgehalt
12 g

Zubereitung

1. Zunächst die Butter cremig schlagen und nach und nach das Vanille-Aroma, das Backpulver, das Eiweißpulver und die Mascarpone hinzugeben.
2. Das Mandelmehl abwechselnd mit den Eiern zum Teig hinzufügen bis schließlich eine cremige Masse entsteht.
3. Anschließend mit Süßstoff je nach Gusto süßen.
4. Nun etwa die Hälfte des Teigs nehmen und diesen in eine gefettete (und am besten mit Semmelbröseln ausgeschwenkten Form) Gugelhupf-Form geben.
5. In die andere Hälfte des Teigs das Kakaopulver geben, gut verrühren. Gegebenenfalls noch einmal mit etwas Süßstoff nachsüßen.
6. Nun die dunkle, kakaohaltige Masse auf die helle Masse geben und mit einer Gabel eine „8" durch den Teig ziehen, so dass ein leichtes Muster entsteht.
7. In der Zwischenzeit den Backofen auf 160°C vorheizen (Heißluft) und ab mit dem Marmorkuchen für etwa 35 bis 45 Minuten in den Backofen.

Kokos-Kaiserschma

Vorbereitungszeit
20 Minuten

Fertig in
25 Minuten

Nährwertangaben

Kalorien
280 KCAL

Proteingehalt
16 g

Kohlenhydratgehalt
5 g

Fettgehalt
22 g

Zutatenliste

- 30g Kokosflocken
- 2 Eier
- 65ml Mandelmilch
- Etwas Kokosöl
- Etwas frische Kresse
- 2 TL Leinsaat
- 3 Eiweiß
- 1/2 Pkg. Backpulver
- 2 EL Frischkäse

Zutaten für 2 Portionen

Zubereitung

1. Kokosflocken, Leinsaat, 2 Eier, 3 Eiweiß, 60ml Mandelmilch und Backpulver miteinander vermengen, so dass eine gleichmäßige Masse ensteht.
2. Eine Pfanne mit etwas Kokosöl erhitzen. Etwa die Hälfte der Masse in die Pfanne geben und rund schwenken, so dass die gesamte Pfanne bedeckt ist.
3. In der Zwischenzeit in einer mittelgroßen Schüssel die 2 EL Frischkäse mit einem Schuss Mandelmilch verrühren und zur Seite stellen.
4. Bei mittlerer Hitze ein 1-2 Minuten braten lassen. Wenn der Teil oben Blasen wirft: Mit einem Pfannenwender anfangen den Teig zu zerrupfen. In etwa wie bei Rührei - nur etwas gröber.
5. Den fertigen Kaiserschmarrn in die Schüssel mit dem Frischkäse geben und den Rest des Teiges in die Pfanne geben und alles wiederholen.
6. Wenn alles in der Schüssel ist, noch etwas frisch geschnittene Kresse darüber geben und alles vorsichtig vermengen

Osterplätzchen

Vorbereitungszeit

30 Minuten

Fertig in

60 Minuten

Nährwertangaben

Kalorien

245 KCAL

Proteingehalt

8 g

Kohlenhydratgehalt

4 g

Fettgehalt

20 g

Zutatenliste

- 80 g Bio-Kokosmehl
- 5 g Backpulver
- 250 ml Milch (1,5%)
- 80 g Xucker Light
- 1/2 TL Flüssigsüße
- 40 g Eiweiß-Mehl
- 70 g zimmerwarme Butter
- 2 mittelgroße Eier
- 1 Eigelb

Zutaten für 2 Portionen

Zubereitung

1. Backofen vorheizen auf 180 °C mit Ober-/Unterhitze. Backblech mit Backpapier bereitstellen.
2. Trockene Zutaten in eine Schüssel geben und vermengen. Zwei Eier und Milch dazu geben und mit elektrischem Rührgerät zu einem Teig formen. Weiche Butter dazugeben und erneut vermengen.
3. Arbeitsfläche mit Kokosmehl bestäuben, Teig nochmals von Hand durchkneten, Teig auf die Arbeitsfläche geben. Teig mit Nudelholz glatt rollen. Damit der Teig nicht zu sehr am Nudelholz kleben bleibt, kann alternativ der Teig mit Klarsichtfolie bedeckt werden. Nun den Teig mit etwas Kokosmehl benetzen.
4. Jetzt geht es ans ausstechen. Alles fertigen Osterplätzchen auf das Backblech geben, dann geht's für ca. 20 Minuten in den Backofen auf mittlerer Schiene. In der Zwischenzeit das Eigelb vorbereiten.
5. Direkt nachdem die Plätzchen aus dem Ofen kommen, mit dem Eigelb einstreichen/bepinseln. Abkühlen lassen. Genießen!

Macadamier-Brownies mit weißer Schokolade

Vorbereitungszeit

10 Minuten

Fertig in

30 Minuten

Zutatenliste

- 2 Eier, getrennt
- 60 g Macadamia-Nüsse
- 75 g Erythritol
- 0,5 TL Backpulver
- 0,5 Fläschchen Vanillearoma
- 80 g Mandelmehl
- 55 g Butter
- 50 g weiße Schokolade
- 0,5 TL Natron
- 0,5 TL Guakernmehl

Zutaten für 4 — 4 Portionen

Nährwertangaben

Kalorien

396 KCAL

Proteingehalt

14 g

Kohlenhydratgehalt

11 g

Fettgehalt

32 g

Zubereitung

1. Zunächst die Eier trennen.
2. Das Eiweiß mit einem Handrührgerät zu Eischnee schlagen. Beiseite stellen.
3. In der Zwischenzeit die Butter zusammen mit der Schokolade in einem Wasserbad erhitzen. Nun das Eigelb zusammen mit dem Erythritol und dem Vanillearoma zu der Butter-Schokoladen-Mischung verrühren.
4. Nach und nach unter Rühren das Backpulver, Natron, Guakernmehl und Mandelmehl hinzugeben.
5. Nun die Macadamia-Nüsse unterheben und anschließend den Eischnee vorsichtig unterheben.
6. Kurz umrühren und den Teig dann in eine Auflaufform geben und glatt streichen.
7. Bei 180°C etwa 15 Minuten backen.

Apfelkuchen

Vorbereitungszeit

20 Minuten

Fertig in

60 Minuten

Zutatenliste

- 170 g Mandelmehl
- 100 g Frischkäse
- 5 Eier
- 1,5 TL Zimt
- 1 TL Backpulver
- 115 g Butter, geschmolzen
- 75 g Zuckeraustauschstoff
- 1 Apfel
- 1 TL Vanilleextrakt
- 1 Prise Salz

Zutaten für 4 Portionen

Nährwertangaben

Kalorien

498 KCAL

Proteingehalt

2 g

Kohlenhydratgehalt

10 g

Fettgehalt

36 g

Zubereitung

1. Zunächst den Apfel schälen, entkernen und in feine Stücke schneiden.
2. Nun die Butter, den Zuckeraustauschstoff und den Frischkäse in eine Schüssel geben und mit einem Handrührgerät verrühren.
3. Nach und nach die Eier hinzugeben, und anschließend das Mehl, das Vanilleextrakt, das Backpulver, Zimt sowie die Prise Salz hinzufügen.
4. Nachdem ein cremiger Teig entstanden ist, die Apfelstücke unterheben und das Ganze in eine gefettete Backform geben.
5. Nun ab in den Ofen, bei 180 °C etwa 35 bis 40 Minuten.

Mandelmuffins mit Mohn

Vorbereitungszeit
10 Minuten

Fertig in
30 Minuten

Zutatenliste

- 4 mittelgroße(s) Ei(er)
- 100 g Butter (oder Öl)
- 200 g Mandeln (gemahlene)
- 1/2 TL Natron
- 1/2 TL Salz
- 1 EL Mohn
- 1 EL Honig

Zutaten für 10 Portionen

Nährwertangaben

Kalorien
235 KCAL

Proteingehalt
8 g

Kohlenhydratgehalt
3 g

Fettgehalt
22 g

Zubereitung

1. Eier trennen und das Eiweiß mit einer Prise Salz steif schlagen.
2. Butter im Wasserbad schmelzen lassen.
3. In einer zweiten Schüssel die Eigelbe mit dem Salz, Natron und der geschmolzenen Butter (nicht zu heiß) verrühren und die gemahlenen Mandeln und den Mohn untermischen. Zum Schluss das steif geschlagene Eiweiß vorsichtig unterheben.
4. Die Masse in Muffinförmchen füllen und im Backofen bei 175°C etwa 20-25 min backen.

Stollen

Vorbereitungszeit

15 Minuten

Fertig in

70 Minuten

Zutatenliste

- 150 g Rosinen
- 250 g Quark
- 3 mittelgroße(s) Ei(er)
- 160 g Butter
- 1 Pck. Backpulver
- 1 mittelgroße(s) Zitrone(n) (Bio)
- 200 g Mandelstifte
- 3 EL Rum
- 200 g Xylit
- 500 g Mandeln (gemahlen)
- 1 TL Guarkernmehl
- 1 mittelgroße(s) Orange(n) (Bio)
- 1 Prise Salz

Zutaten für 30 Portionen

Nährwertangaben

Kalorien

356 KCAL

Proteingehalt

6 g

Kohlenhydratgehalt

50 g

Fettgehalt

17 g

Zubereitung

1. Legen Sie die Rosinen am Vorabend in Rum ein.
2. Den Backofen auf 160 Grad (Umluft) vorheizen.
3. Quark, Xylit, Eier, gemahlene, blanchierte Mandeln mit dem Mixer oder Pürierstab zu einer konsistenten Masse verquirlen.
4. Butter, Guarkernmehl, Salz, Backpulver sowie Abrieb von Orange und Zitrone dazu, alles miteinander gut vermischen.
5. Rum-Rosinen vom Vorabend und Mandelstifte unterheben.
6. Teig in eine gefettete Stollenform geben, 60 Minuten backen.

Zimtrolle

Vorbereitungszeit

10 Minuten

Fertig in

30 Minuten

Zutatenliste

Teig

- 6 Eiklar
- 120 g Eiweiß (Schokolade)
- 30 g Mehl (Sesam)
- 2 TL Backpulver
- 2 Eier
- 50 ml Milch

Crème

- 200 g Quark (40%)
- Zimt
- 120 g Eiweiß (Vanille)
- 2 EL Wasser

Zutaten für 8 Portionen

Nährwertangaben

Kalorien

210 KCAL

Proteingehalt

33 g

Kohlenhydratgehalt

4 g

Fettgehalt

8 g

Zubereitung

1. Für den Teig vermixe alle Zutaten zu einer Masse. Verstreiche sie auf ein mit Backpapier ausgelegtes Backblech und ab damit für ca 15 Minuten bei 160 Grad in den Backofen.
2. Währenddessen kannst du die Zutaten für die Creme miteinander vermischen.
3. Ist die Masse aus dem Ofen fertig, lässt du sie auskühlen und bestreichst sie dann mit der Creme.
4. Dann rollst du das Ganze wie eine Roulade zusammen und schneidest es in gleichmäßige Stücke. Diese werden dann noch mit etwas Zimt und gemahlenen Nüssen bestreut und fertig.

Low-Carb Zucchinikuchen

Vorbereitungszeit
20 Minuten

Fertig in
60 Minuten

Nährwertangaben

Kalorien
333 KCAL

Proteingehalt
14 g

Kohlenhydratgehalt
3 g

Fettgehalt
22 g

Zutatenliste

- 1 Zucchini
- 300g Xucker
- 200ml Olivenöl
- Etwas Nelkenpulver
- 2 TL Backpulver
- 80g Frischkäse
- 40g Puderzucker
- 3 Eier
- 240g Mandelmehl
- Etwas Zimt
- 50g Walnüsse
- Prise Salz
- 60g Margarine

Zutaten für 12 Portionen

Zubereitung

1. Backofen auf 180 °C mit Umluft vorheizen und eine runde kleine Backform bereithalten.
2. Zucchini waschen und mit einer Reibe oder einem Küchengerät mit passender Klinge kleinraspeln/kleinschneiden.
3. Alles in eine große Schüssel geben. Eier, Xucker, Mandelmehl, Olivenöl, Zimt und Nelkenpulver sowie eine Handvoll gehakter Walnüsse und eine Prise Salz dazu geben.
4. Eine runde Backform mit Backpapier auskleiden und die Teigmasse einfüllen. Alles für 45 Minuten bei 180 °C und Umluft backen. Der Kuchen geht gut auf beim Backen.
5. Als Topping 80g Frischkäse, 60g Magerquark und 40g Puderzucker vermischen und über dem Kuchen verteilen. Zuletzt mit einem Rest gehackter Walnüsse garnieren.

Saftiger Low-Carb Rhabarberkuchen

Vorbereitungszeit
25 Minuten

Fertig in
75 Minuten

Zutatenliste

- 80g Quinoamehl
- 50g gemahlene Mandeln
- 1 EL Vanille-Xucker
- 60g Kokosfett
- 50g Mandelmus
- 250ml Kokosmilch
- 1 EL Mandelblättchen
- 1 Zitrone (Zesten)
- 120g Mandelmehl
- 50g Xucker oder Kokosblütenzucker
- 1 TL Zimt
- 1,5 TL Bio-Backpulver
- Prise Salz
- 150g frischen Rhabarber
- 25g Puderxucker

Zutaten für 8 Portionen

Nährwertangaben

Kalorien
270 KCAL

Proteingehalt
11 g

Kohlenhydratgehalt
9 g

Fettgehalt
18 g

Zubereitung

1. Backofen auf 160 Grad vorheizen.
2. Quinoamehl (ihr könnt auch einfach Quinoa mahlen), Mandelmehl, geriebenen Mandeln, Xucker, Vanillezucker, Zimt, Prise Salz und Bio-Backpulver in einer Schüssel gut vermengen.
3. Kokosfett in einen Topf geben und etwas erwärmen, anschließend mit Mandelmus und Kokosmilch vermischen.
4. Masse zu den restlichen Zutaten dazugeben und wieder gut vermischen.
5. Rhabarber schälen und anschließend in kleine gleichlange Stücke schneiden.
6. Die Backform mit Butterbrotpapier auslegen und gut einfetten.
7. Die Teigmasse in die Form geben und gleichmäßig verteilen.
8. Die Rhabarberstücke in den Teig drücken und ab in den Backofen.
9. Auf der mittleren Schiene ca. 45 Min. backen.
10. Dann die Mandelblättchen und die Zitronenspäne gut verteilen und mit Puderxucker bestreuen.

Low-Carb Himbeerkuchen

Vorbereitungszeit
20 Minuten

Fertig in
60 Minuten

Zutatenliste

- 100g gemahlene Haselnüsse
- 1 TL Backpulver (stärkefrei)
- 8g Natreen Creme Vanille
- 250g TK-Himbeeren
- 3 Eier
- 100g Butter
- 100g Xucker Light
- 50g Mandelmehl
- 280g Mascarpone
- 150ml Sahne (10%)

Zutaten für 10 Portionen

Nährwertangaben

Kalorien
303 KCAL

Proteingehalt
7 g

Kohlenhydratgehalt
4 g

Fettgehalt
28 g

Zubereitung

1. Backofen auf ca. 160 °C mit Umluft vorheizen und eine runde Kuchenform oder einen Backring bereithalten.
2. Kuchenboden: Butter, Eier, 80g Xucker, Haselnüsse, Mandelmehl und das Backpulver vermischen und in der Kuchenform als Kuchenboden verteilen. Für 15 bis 20 Minuten backen und dann aus dem Ofen nehmen und abkühlen lassen.
3. Himbeeren auftauen lassen. Die Zutaten für die Kuchen-Creme zusammenrühren: Mascarpone, Natreen Creme, 20g Xucker und die Sahne vermischen.
4. Ein paar Himbeeren zum Dekorieren zur Seite stellen. Den Rest vorsichtig in die Creme einrühren und auf dem ausgekühlten Teigboden verteilen. Den Kuchen noch schön dekorieren (mit den restlichen Himbeeren) und genießen!

Low-Carb French Toast

Vorbereitungszeit

5 Minuten

Fertig in

10 Minuten

Zutatenliste

- 20g Butter
- 3 EL Milch
- Prise Salz
- 2Eier
- 4 Low-Carb Toastbrotscheiben
- Etwas Agavendicksaft, Ahornsirup (optional)

Zutaten für 2 Portionen

Nährwertangaben

Kalorien

235 KCAL

Proteingehalt

18 g

Kohlenhydratgehalt

5 g

Fettgehalt

16 g

Zubereitung

1. Eier mit Milch in einer flachen Schüssel mit einem Schneebesen oder Gabel verquirlen und die Toastbrotscheiben darin etwas einweichen. Mit Salz würzen (optional).
2. Butter in einer Pfanne schmelzen und die Toasts darin goldbraun ausbacken.
3. Mit Ahornsirup servieren.

Low-Carb Toastbrot

Vorbereitungszeit

10 Minuten

Fertig in

55 Minuten

Zutatenliste

- 200 g Whey Proteinpulver (natur)
- 3 TL stärkefreies Backpulver
- 4 Eier
- 60g Butter
- Prise Salz
- 350g Frischkäse
- 20ml Olivenöl
- 60ml Milch

Zutaten für 12 Portionen

Nährwertangaben

Kalorien

105 KCAL

Proteingehalt

12 g

Kohlenhydratgehalt

1 g

Fettgehalt

6 g

Zubereitung

1. Backofen auf 180 Grad Ober-Unterhitze vorheizen.
2. Alle Zutaten in einer großen Schüssel zu einem gleichmäßigen Teig rühren.
3. Den Teig in eine mit Backpapier ausgelegte oder gefettete Brotbackform geben und in den Backofen schieben und für ca. 45 Minuten backen.
4. Mit einem Stäbchen einstechen und testen ob Teig daran kleben bleibt. Wenn nicht ist das Toastbrot fertig. Mit Butter servieren.

Mandelplätzchen

Vorbereitungszeit
10 Minuten

Fertig in
30 Minuten

Zutatenliste

- 250g Mandelmehl
- 125g Halbfettmargarine
- Prise Salz
- 50g Mandeln
- 1 Ei
- 2 EL Xucker Light
- 1 Vanilleschote

Zutaten für 4 Portionen

Nährwertangaben

Kalorien
83 KCAL

Proteingehalt
7 g

Kohlenhydratgehalt
1 g

Fettgehalt
5 g

Zubereitung

1. Den Backofen auf 180 Grad Ober-/Unterhitze vorheizen.
2. Mandelmehl, Ei, Margarine, Vanillemark und Salz in eine große Schüssel geben und zu einem festen Teig rühren oder kneten.
3. Aus dem Teig kleine Plätzchen formen und mit genug Abstand auf ein mit Backpapier ausgelegtes Backblech legen.
4. In die Mitte des Plätzchens jeweils eine Mandel etwas in den Teig drücken und die Plätzchen für ca. 20 Minuten in den Backofen schieben.

Karotten-Chia Brot

Vorbereitungszeit

20 Minuten

Fertig in

40 Minuten

Zutatenliste

- 60g Bio-Mandelmehl
- 4 Eier
- 1 TL stärkefreies Backpulver
- 5 Karotten
- Etwas Sesam
- 100g Magerquark
- 2 EL Flohsamenschalen
- 2 EL Bio Chia-Samen
- 1 EL Xucker light

Zutaten für 3 Portionen

Nährwertangaben

Kalorien

53 KCAL

Proteingehalt

5 g

Kohlenhydratgehalt

3 g

Fettgehalt

2 g

Zubereitung

1. Backofen auf 200 Grad vorheizen.
2. Karotten reiben und mit allen Zutaten in eine große Schüssel geben. Alles gut per Hand mit einem Kochlöffel oder mit Hilfe einer Küchenmaschine gut umrühren.
3. Eine Brotbackform mit Backpapier auslegen oder gut einfetten und den Teig in die Form füllen. Gleichmäßig verteilen und die Körner darauf gleichmäßig verteilen.
4. Für 30 Minuten auf 200 Grad Ober-/Unterhitze backen.
5. Mit einem Holz-/ Metallstäbchen das Brot einstechen und prüfen ob Teig an dem Stäbchen haften bleibt. Wenn nicht ist das Brot fertig. Nun das Brot etwas abkühlen lassen, in Scheiben schneiden und nach Belieben bestreichen oder verzehren.

Low-Carb Johannisbeer-Muffins

Vorbereitungszeit
10 Minuten

Fertig in
30 Minuten

Zutatenliste

- 220g Bio-Mandelmehl
- 2 TL stärkefreies Backpulver
- 150g Johannisbeeren
- 2 TL Agavendicksaft
- 1 mittelgroßes Ei
- 250g Joghurt (3,5%)
- 120g Xucker Light
- 1 EL Puderxucker

Zutaten für 12 Portionen

Nährwertangaben

Kalorien
98 KCAL

Proteingehalt
10 g

Kohlenhydratgehalt
5 g

Fettgehalt
4 g

Zubereitung

1. Backofen vorheizen auf 180 °C mit Umluft und ein Backblech mit Muffinformen oder eine passende Muffinsform bereithalten.
2. Alle Zutaten (bis auf den Puderxucker) vermischen und so lange verrühren, bis eine durchgängige Masse entstanden ist. Alles auf die Muffinformen aufteilen und einfüllen.
3. Die Muffins für ca. 20 Minuten backen. Danach aus dem Ofen nehmen und etwas abkühlen lassen. Dann mit etwas Puderxucker bestäuben.

Low-Carb Apfel-Käsekuchen

Vorbereitungszeit

15 Minuten

Fertig in

45 Minuten

Nährwertangaben

Kalorien
115 KCAL

Proteingehalt
12 g

Kohlenhydratgehalt
4 g

Fettgehalt
6 g

Zutatenliste

- 250 g Magerquark
- 80 g Mandeln (gem.)
- 2 Eiklar
- 2 EL Xucker Light
- Etwas Vanille (oder Aroma)
- Etwas Haselnusskerne (geh.)
- 200 g Frischkäse (0,2%)
- 2 mittelgroße Eier
- 1 TL Backpulver
- 30 g Vanille-Proteinpulver
- 1 Apfel

Zutaten für 10 Portionen

Zubereitung

1. Backofen auf ca. 180 Grad mit Umluft vorheizen und eine Springform mit Backpapier auskleiden.
2. Alle Zutaten (bis auf den Apfel und die Haselnusskerne) in einer Küchenmaschine vermischen. Anschließend in die Springform geben.
3. Apfel waschen und vierteln. Kerne und den Strunk (oben/unten) entfernen und mit einem Gemüsehobel in feine Schnitze schneiden.
4. Schnitze auf dem Kuchen verteilen. Die Schnitze dürfen auch gerne leicht einsinken. Wer möchte kann auch schon etwas Apfel direkt mit in den Teig geben. Ein paar Haselnusskerne darüber verstreuen.
5. Alles für ca. 25 Minuten backen. Danach abkühlen lassen. Lecker!

Vegane Chocolate-Chia-Peanutbutter-Kokos-Cookies

Vorbereitungszeit
20 Minuten

Fertig in
40 Minuten

Nährwertangaben

Kalorien
108 KCAL

Proteingehalt
8 g

Kohlenhydratgehalt
6 g

Fettgehalt
6 g

Zutatenliste

- 250g braunes Mandelmehl
- 2 EL Kokosöl
- Prise Salz
- 5 EL Xucker Bronze
- 120ml Cashewmilch
- 54g Erdnussbutter
- 65g Back-Kakao
- 1 TL Backpulver
- 3 EL Chia-Samen
- 2 TL Agavendicksaft
- 2 EL Kokosflocken
- Etwas Puderxucker

Zutaten für 18 Portionen

Zubereitung

1. Backofen vorheizen auf 180 °C mit Umluft. Backbleche (es werden zwei benötigt) mit Backpapier bereitstellen.
2. Alle Zutaten (außer Cashewmilch, Puderxucker und Erdnussbutter) in einer Küchenmaschine vermengen.
3. Dann weiter rühren und die Milch langsam einfließen lassen. Alles vermischen bis ein fester zusammenhängender Teig entsteht.
4. Mit den Händen formen und dabei eine Fingerspitze (etwa 3g) Erdnussbutter in die Mitte des Cookies geben und mit dem Teig umschließen. Dann auf das Backblech legen und platt drücken.
5. Für 30 Minuten backen. Aus dem Ofen nehmen und abkühlen lassen. Mit etwas Puderxucker bestreuen. Schmecken lauwarm am besten!

Low-Carb-Erdnussbutterbrot

Vorbereitungszeit

20 Minuten

Fertig in

50 Minuten

Zutatenliste

- 200g Erdnussbutter (alternativ ist auch Erdnussmus möglich)
- ½ Päckchen Backpulver
- Etwas Salz
- 3 Eier
- 2 EL Erythritol oder Stevia

Zutaten für 12 Scheiben

Nährwertangaben

Kalorien

127 KCAL

Proteingehalt

5 g

Kohlenhydratgehalt

3 g

Fettgehalt

10 g

Zubereitung

1. Zunächst die Erdnussbutter zusammen mit den Eiern in eine Schüssel geben und das Ganze gut mit einem Handrührgerät verkneten.
2. Anschließend Backpulver, Erythritol bzw. Stevia und Salz hinzugeben und untermischen.
3. Den Teig nun in eine gefettete Brotform geben und bei 180°C für etwas 30 Minuten in den Ofen backen.

Mandelbrot

Vorbereitungszeit
10 Minuten

Fertig in
40 Minuten

Zutatenliste

- 200g Mandelmehl
- 25g Leinsamen
- 5 Eier
- 0,5 TL Salz
- 100g Butter, weich
- 25g Sesam

Zutaten für 12 Scheiben

Nährwertangaben

Kalorien
154 KCAL

Proteingehalt
10 g

Kohlenhydratgehalt
1 g

Fettgehalt
12 g

Zubereitung

1. Den Backofen auf 170°C vorheizen.
2. Die Eier trennen.
3. Das Eiweiß mit einer Prise Salz steif schlagen, beiseite stellen.
4. Das Eigelb in einer Schüssel mit Mandelmehl, Butter, Backpulver und Salz verrühren.
5. Nun Leinsamen und Sesam hinzugeben, verrühren.
6. Anschließend das Eiweiß vorsichtig unterheben.
7. Den Brotteig in eine große Kastenform geben und bei Umluft ca. 40 Minuten backen.

Leinsamen-Mandel-Muffins

Vorbereitungszeit

15 Minuten

Fertig in

55 Minuten

Nährwertangaben

Kalorien

113 KCAL

Proteingehalt

6 g

Kohlenhydratgehalt

2 g

Fettgehalt

7 g

Zutatenliste

- 500g Magerquark
- 100g Käse, gerieben
- 80g Flohsamen
- 2 Päckchen Backpulver
- 200g Leinsamen, geschrotet
- 100g Mandeln, gemahlen
- 10 Eier
- 1,5 TL Salz

Zutaten für 28 Muffins

Zubereitung

1. Zunächst Eier, Magerquark, Salz und Backpulver mit einem Handrührgerät zu einer gleichmäßigen Masse verquirlen.
2. Nun Leinsamen, Flohsamen, Käse sowie gemahlene Mandeln dazugeben.
3. Den Teig in Muffin-Förmchen geben und bei 160 Grad (am besten Umluft) ca. 30-40 Minuten backen, bis die Muffins eine bräunlich-goldene Farbe annehmen.

Bacon-Eggs-Muffins

Vorbereitungszeit
10 Minuten

Fertig in
20 Minuten

Nährwertangaben

Kalorien
184 KCAL

Proteingehalt
8 g

Kohlenhydratgehalt
1 g

Fettgehalt
7 g

Zutatenliste

- Je nach Geschmack etwas geriebener Käse
- 24 Scheiben Frühstücksspeck
- Etwas Olivenöl
- 6 Eier
- Salz
- Pfeffer

Zutaten für 6 Muffins

Zubereitung

1. Den Frühstücksspeck kurz in der Pfanne anbraten, damit er am Ende auch von allen Seiten schon knusprig ist. Währenddessen den Backofen auf 180°C vorheizen.
2. Die Muffinform mit etwas Öl einfetten und jede der Muffinformen mit vier Streifen Frühstücksspeck kreuzweise auslegen.
3. Nun das Ei hineingeben, leicht salzen und pfeffern (und je nach Gusto etwas geriebener Käse drüberstreuen) und etwa 10 Minuten im Backofen backen.

Locker-Fluffige Schoko-Muffins

Vorbereitungszeit
5 Minuten

Fertig in
45 Minuten

Nährwertangaben

Kalorien
194 KCAL

Proteingehalt
5 g

Kohlenhydratgehalt
7 g

Fettgehalt
16 g

Zutatenliste

- 100 g Zartbitterschokolade
- 2 Eier
- 1,5 TL Backpulver
- 100g Butter
- 40g Mandelmehl
- Süßstoff je nach Geschmack

Zutaten für 7 Muffins

Zubereitung

1. Zunächst die Schokolade zusammen mit der Butter im Wasserbad schmelzen; zur Seite stellen.
2. Nun die Eier mit einem Rührgerät schaumig schlagen.
3. Anschließend die restlichen Zutaten zusammen mit dem Schoko-Butter-Gemisch zu den Eiern geben und alles zu einer konsistenten Masse verrühren. Nun heißt es ab in die Muffinförmchen und etwa 25 bis 30 Minuten im vorgeheizten Backofen bei 180°C backen.

Kirsch-Schoko-Muffins

Vorbereitungszeit
5 Minuten

Fertig in
15 Minuten

Zutatenliste

- 90g Mandelmehl
- 50g Schokodrops zuckerfrei
- 2-3 Kirschen pro Muffin
- 1 TL Backpulver
- 60g Xucker light
- 10g Rapssöl
- 2 Eier
- 0,25 Fläschen Mandelaroma

Zutaten für 6 Muffins

Nährwertangaben

Kalorien
148 KCAL

Proteingehalt
10 g

Kohlenhydratgehalt
5 g

Fettgehalt
9 g

Zubereitung

1. Eier zusammen mit dem Xucker light schaumig schlagen
2. Die restlichen Zutaten hinzugeben, umrühren
3. Schokodrops und Kirschen unterheben
4. Nun in 6 Muffinförmchen geben und 15 Minuten bei 180 Grad (Ober-/Unterhitze) backen

Vanille-Kekse

Vorbereitungszeit

5 Minuten

Fertig in

25 Minuten

Zutatenliste

- 50 g Butter
- 100 g Eiweißpulver, neutral oder Vanille
- 3 EL Süßstoff
- 1 Brise Natron
- 2 Eier
- 2 EL Vanille-Aroma
- 1,5 EL Sahne

Zutaten für 7 7-8 Kekse

Nährwertangaben

Kalorien

124 KCAL

Proteingehalt

11 g

Kohlenhydratgehalt

1 g

Fettgehalt

8 g

Zubereitung

1. Backofen auf etwa 200 °C vorheizen.
2. Alle Zutaten in eine Rührschüssel geben und verkneten, bis eine feste Teigmasse entsteht.
3. Nun am besten anhand von 2 Teelöffeln kleine Kügelchen aus dem Teig formen und auf dem mit Backpapier ausgelegten Backblech platzieren.
4. Die Kekse etwa 15 bis 20 Minuten goldgelb im Ofen backen.

Mandelplätzchen

Vorbereitungszeit
10 Minuten

Fertig in
30 Minuten

Nährwertangaben

Kalorien
60 KCAL

Proteingehalt
2 g

Kohlenhydratgehalt
1 g

Fettgehalt
6 g

Zutatenliste

- 150g Mandeln, gemahlen
- 2 Eier
- 6 Tropfen Bittermandelaroma
- 100g Butter, weich
- 50g gehackte Mandeln
- Süßstoff je nach Geschmack

Zutaten für 30 Plätzchen

Zubereitung

1. Die Butter zusammen mit den Eiern und dem Bittermandelaroma zu einer cremigen Masse verrühren.
2. Den Süßstoff und die Mandeln hinzufügen und alles zu einer homogenen Masse verkneten.
3. Nun mit Hilfe von zwei Teelöffeln kleine Häufchen formen und auf einem mit Backpapier ausgelegtes Backblech platzieren.
4. In der Zwischenzeit den Backofen auf 170°C vorheizen.
5. Die Mandelplätzchen etwa 10 Minuten goldbraun backen.

Low-Carb Mandelberge

Vorbereitungszeit

10 Minuten

Fertig in

30 Minuten

Nährwertangaben

Kalorien

93 KCAL

Proteingehalt

5 g

Kohlenhydratgehalt

4 g

Fettgehalt

6 g

Zutatenliste

- 150g Mandeln oder alternativ ungesalzene Macadamia-Nüsse
- Stevia
- 1 Tafel Schokolade, zuckerfrei

Zutaten für 15 Mandelberge

Zubereitung

1. Die Schokolade in einem Wasserbad schmelzen.
2. Nun die Mandel- oder Nussstücken in die geschmolzene Schokolade geben und mit zwei Teelöffeln kleine Nussberge formen und auf ein Backpapier geben.
3. Gut trocknen lassen. Fertig.

Vanillekipferl

Vorbereitungszeit

5 Minuten

Fertig in

15 Minuten

Nährwertangaben

Kalorien

250 KCAL

Proteingehalt

5 g

Kohlenhydratgehalt

20 g

Fettgehalt

17 g

Zutatenliste

- 45g Mandeln, gemahlen
- 30g Mandelmehl
- 1 Eigelb
- 0,5 TL Backpulver
- 35g Butter, weich
- 30g Xucker
- 0,5 EL Vanillezucker
- Puderxucker

Zutaten für 3 Portionen

Zubereitung

1. Gemahlene Mandeln, Mandelmehl, Xucker, Vanillezucker und Backpulver in eine Schüssel geben, kurz durchmischen
2. Nun die Butter und das Eigelb hinzufügen und zu einem geschmeidigen Teig verrühren
3. Aus dem Teig bleistiftdicke Rollen formen, in 4-5 cm lange Stücke schneiden
4. Die Enden etwas dünner rollen, zu leicht gekrümmten Hörnchen formen auf das Backblech legen. Bei 180 Grad (Ober-/Unterhitze) zwischen 10-15 Minuten backen
5. Nach dem Backen mit Puderxucker bestreuen

Zimtsterne

Vorbereitungszeit

5 Minuten

Fertig in

15 Minuten

Nährwertangaben

Kalorien

47 KCAL

Proteingehalt

2 g

Kohlenhydratgehalt

1 g

Fettgehalt

4 g

Zutatenliste

- 150g Mandeln, gemahlen
- 100g Xucker
- 2 Eiweiß
- 1 EL Zitronensaft
- 1 TL Wasser
- 100g Haselnüsse, gemahlen
- 2,5 TL Zimt
- 1 EL Sahne
- 1 Prise Salz

Zutaten für 35 Sterne

Zubereitung

1. Die gemahlenen Haselnüsse zusammen mit den gemahlenen Mandeln sowie Salz, Zimt und 70g (!) Xucker in eine Schüssel geben und gut miteinander verrühren, beiseitestellen
2. Das Eiweiß in eine Schüssel geben und zu Eischnee schlagen
3. Nun den Eischnee zu den trockenen Zutaten geben und vorsichtig unterheben, bis ein zäher Teig entsteht
4. Den Teig zwischen zwei Backpapieren etwa 1cm dick ausrollen
5. Nun Sterne ausstechen, auf das Backblech legen und 12 bis 15 Minuten im vorgeheizten Backofen bei 140 Grad backen
6. In der Zwischenzeit den Xuckerguss anrühren, indem die verbleibenden 30g Xucker, Sahne, Wasser und Zitronensaft miteinander verrührt werden.
7. Nach Ablauf der Backzeit die Sterne mit dem Xuckerguss bestreichen.

Macadamia Brownies mit weißer Schokolade

Vorbereitungszeit
5 Minuten

Fertig in
35 Minuten

Nährwertangaben

Kalorien
226 KCAL

Proteingehalt
8 g

Kohlenhydratgehalt
6 g

Fettgehalt
18 g

Zutatenliste

- 2 Eier, getrennt
- 60 g Macadamia-Nüsse
- 75 g Erythritol
- 0,5 TL Backpulver
- 0,5 Fläschchen Vanillearoma
- 80 g Mandelmehl
- 55 g Butter
- 50 g weiße Schokolade
- 0,5 TL Natron
- 0,5 TL Guakernmehl

Zutaten für 7 Portionen

Zubereitung

1. Zunächst die Eier trennen.
2. Das Eiweiß mit einem Handrührgerät zu Eischnee schlagen. Beiseite stellen.
3. In der Zwischenzeit die Butter zusammen mit der Schokolade in einem Wasserbad erhitzen. Nun das Eigelb zusammen mit dem Erythritol und dem Vanillearoma zu d Butter-Schokoladen-Mischung verrühren.
4. Nach und nach unter Rühren das Backpulver, Natron, Guakernmehl und Mandelmehl hinzugeben.
5. Nun die Macadamia-Nüsse unterheben und anschließend den Eischnee vorsichtig unterheben.
6. Kurz umrühren und den Teig dann in eine Auflaufform geben und glattstreichen.
7. Bei 180°C etwa 15 Minuten backen.

Bananen-Schokokuchen

Vorbereitungszeit
15 Minuten

Fertig in
35 Minuten

Zutatenliste

- 200g Mandelmehl
- 100 ml Mandelmilch
- 30g Butter, weich
- 2 TL Backpulver
- 1 TL Zimt
- 1 Prise Vanilleschote, gemahlen
- 120g Apfelmus, selbstgemacht
- 3 Bananen, reif
- 1 EL Kakao, zuckerfrei
- 1 TL Mandelmilch
- 1 Prise Salz

Zutaten für 3 Portionen

Nährwertangaben

Kalorien
400 KCAL

Proteingehalt
31 g

Kohlenhydratgehalt
31 g

Fettgehalt
16 g

Zubereitung

1. Den Backofen auf 175°C (Ober- und Unterhitze) vorheizen.
2. Die Bananen zu Mus pürieren und zusammen mit Apfelmus, 100 ml Mandelmilch, Butter und Vanille zu einer glatten Masse verrühren.
3. Mandelmehl, Backpulver, Zimt und Salz unter Rühren zu der Bananencreme geben.
4. Ein Drittel des Teigs in eine zweite Rührschüssel geben und Kakao und 1 TL Milch unter Rühren hinzugeben.
5. Eine kleine Springform mit Backpapier auslegen und jeweils abwechselnd ein paar Esslöffel hellen und dunklen Teig in die Mitte der Springform geben. Der Teig verläuft nach außen, so dass sich ein schönes Wirbelwindmuster ergibt.
6. Die Springform nun 35 Minuten (ggf. länger - Stäbchentest!) in den Backofen geben.

Mini-Rührkuchen

Vorbereitungszeit
10 Minuten

Fertig in
30 Minuten

Nährwertangaben

Kalorien
353 KCAL

Proteingehalt
15 g

Kohlenhydratgehalt
6 g

Fettgehalt
29 g

Zutatenliste

- 60g Mandelmehl
- 40g Butter, weich
- 0,5 Fläschchen Rumaroma
- 1 Prise Salz
- 30g Kokosraspeln
- 2 Eier
- 2 TL Backpulver
- 2 TL Süßstoff

Zutaten für 3 Portionen

Zubereitung

1. Alle Zutaten in eine Rührschüssel geben und verrühren bis der Teig eine cremige Konsistenz aufweist.
2. Nun den Teig in kleine Silikonbackförmchen geben.
3. Bei 180 °C ca. etwa 20 Minuten in den Ofen. Stäbchentest nicht vergessen.

Schokoladen-Kirschkuchen

Vorbereitungszeit
10 Minuten

Fertig in
50 Minuten

Zutatenliste

- 7 Eier
- 200g Beerenmix aus der TK
- 1 Prise Salz
- 200g Zartbitterschokolade, zuckerfrei
- 50g Canderel Streusüße
- 1 Päckchen Tortenguss

Zutaten für 12 Stücke

Nährwertangaben

Kalorien
133 KCAL

Proteingehalt
5 g

Kohlenhydratgehalt
10 g

Fettgehalt
9 g

Zubereitung

1. Die Eier trennen und das Eiweiß zunächst mit der Prise Salz steif schlagen.
2. In der Zwischenzeit die Schokolade über einem heißen Wasserbad erwärmen. Beiseitestellen und leicht abkühlen lassen.
3. Nun das Eigelb mit der Streusüße verrühren.
4. Anschließend die Schokolade einrühren und den Eischnee vorsichtig unterheben.
5. In eine Springform geben und etwa 30 Minuten bei 150°C backen.
6. Nachdem der Teig abgekühlt ist, den aufgetauten Beerenmix auf dem Schokoboden verteilen und den Tortenguss darüber geben.
7. Fest werden lassen und anschließend genießen!

Low-Carb Quarkkuchen

Zutatenliste

- 500g Quark
- 2 EL Konjakmehl
- Süßstoff
- 2 Eier
- 0,5 Fläschchen Vanillearoma
- Etwa eine Hand voll Blaubeeren

Zutaten für 6 Muffins

Zubereitung

1. Alle Zutaten (bis auf die Blaubeeren) in eine Rührschüssel geben und zu einem glatten Teig verrühren.
2. Nun die Blaubeeren unterheben.
3. Den Backofen auf 150°C vorheizen.
4. Den Teig nun in eine 20 Ø Springform geben und etwa 60 Minuten im Ofen backen.
5. Wenn der Kuchen anfängt braun zu werden, sollte Backpapier über die Springform gelegt werden. Damit der Kuchen nicht zusammenfällt, sollte man den Kuchen nach der abgelaufenen Backzeit im Ofen stehen lassen. Den Backofen einfach einen Schlitz weit öffnen, so dass der Kuchen langsam abkühlen kann.

Vorbereitungszeit
15 Minuten

Fertig in
85 Minuten

Nährwertangaben

Kalorien
90 KCAL

Proteingehalt
13 g

Kohlenhydratgehalt
5 g

Fettgehalt
2 g

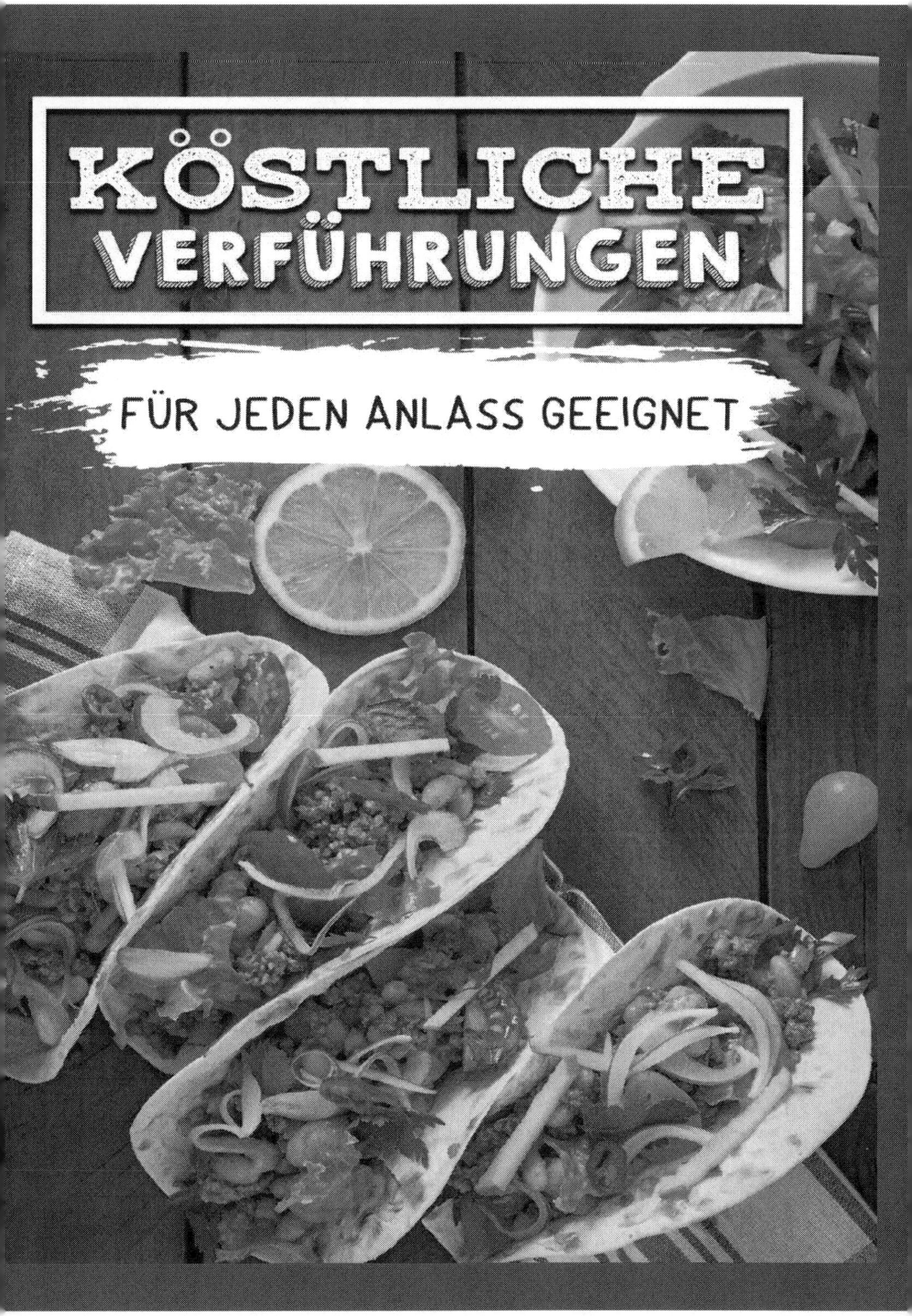
KÖSTLICHE
VERFÜHRUNGEN
FÜR JEDEN ANLASS GEEIGNET

Kürbis-Eierkuchen mit Champignons und Salbei

Vorbereitungszeit
30 Minuten

Fertig in
40 Minuten

Nährwertangaben

Kalorien
211 KCAL

Proteingehalt
12 g

Kohlenhydratgehalt
5 g

Fettgehalt
15 g

Zutatenliste

- 2 Knoblauchzehen
- 2 kleine Zwiebeln
- ½ Hokkaido-Kürbis (ca. 500 g, mit Schale)
- 2 Stiele Salbei
- 150 g Champignons
- 4 EL Olivenöl
- Salz
- Pfeffer
- 8 Eier

Zutaten für 6 Portionen

Zubereitung

1. Knoblauch und Zwiebeln schälen und fein hacken.
2. Kürbis waschen, entkernen und in 1 cm große Würfel schneiden. Salbei waschen, trockenschütteln, Blätter abzupfen und hacken.
3. Champignons putzen und vierteln.
4. Olivenöl in einer beschichteten Pfanne erhitzen. Kürbis darin unter Rühren 4-5 Minuten goldbraun anbraten. Zwiebeln und Knoblauch dazugeben und glasig dünsten.
5. Pilze in die Pfanne geben, mit Salz und Pfeffer würzen und weitere 2 Minuten braten. Salbei zufügen.
6. Die Eier in einer Schüssel verquirlen, leicht salzen und pfeffern. In die Pfanne geben und bei mittlerer Hitze 3-4 Minuten leicht stocken lassen.
7. Dann im vorgeheizten Backofen bei 200 °C (Umluft: 180 °C, Gas: Stufe 3) etwa 10 Minuten backen. Auf eine Platte stürzen, in Stücke schneiden und servieren.

Grüne Pizza mit Petersilienöl

Vorbereitungszeit

45 Minuten

Fertig in

90 Minuten

Nährwertangaben

Kalorien

695 KCAL

Proteingehalt

27 g

Kohlenhydratgehalt

86 g

Fettgehalt

25 g

Zutatenliste

- 200 g Dinkelmehl Type 630
- Salz
- 2 TL getrocknete italienische Kräuter
- 1 Tütchen Trockenhefe
- 3 EL Olivenöl
- 1 kleine Zucchini (ca. 100 g)
- 100 g Zuckerschoten
- 200 g grüne Erbsen (in der Schote; ergibt 50 g Erbsen)
- 1 Stück Parmesankäse (ca. 20 g)
- 100 g Ricotta
- 3 EL Milch (1,5 % Fett)
- Pfeffer
- 5 Stiele glatte Petersilie

Zutaten für 2 Portionen

Zubereitung

1. Mehl, Salz, italienische Kräuter und Hefe in einer großen Schüssel mischen. 1 EL Öl und 125 ml lauwarmes Wasser zugeben. Mit den Knethaken eines Handmixers zu einem glatten Teig kneten, bei Bedarf 1-2 EL warmes Wasser zugeben. Mit einem Küchentuch zudecken und etwa 1 Stunde gehen lassen.
2. Inzwischen Zucchini waschen, putzen und auf einem Gemüsehobel in dünne Scheiben hobeln. Zuckerschoten waschen, abtropfen lassen, putzen und längs in Streifen schneiden. Erbsen palen, kurz abbrausen und abtropfen lassen.
3. Erbsen und Zuckerschoten in kochendem Salzwasser 1 Minute vorgaren (blanchieren), abgießen und in einem Sieb gut abtropfen lassen.
4. Den Parmesan reiben. Mit Ricotta und Milch in einer kleinen Schüssel verrühren.
5. Ein Backblech mit Backpapier auslegen. Den Teig auf einer bemehlten Arbeitsplatte rund ausrollen (ca. 35 cm Ø) und auf das Blech legen.
6. Den Parmesan-Ricotta-Mix gleichmäßig auf den Teig streichen. Mit etwas Salz und Pfeffer würzen. Mit Zucchini, Zuckerschoten und Erbsen belegen. Im vorgeheizten Backofen bei 225 °C (Umluft: 200 °C; Gas: Stufe 3-4) auf der untersten Schiene 15-20 Minuten backen.
7. Inzwischen Petersilie waschen und trockenschütteln. In einem Blitzhacker oder mit einem großen Messer sehr fein hacken und mit dem restlichen Öl verrühren. Das Petersilienöl auf die fertiggebackene Pizza träufeln.

Quarkbrötchen

Vorbereitungszeit

35 Minuten

Fertig in

60 Minuten

Zutatenliste

- 40 g getrocknete Tomaten
- 50 g grüne Oliven ohne Stein
- 2 Zweige Rosmarin
- 500 g Weizenmehl Type 1050
- 1 Tütchen Backpulver
- 350 g Magerquark
- 2 Eier
- 5 EL Rapsöl
- 1 TL Salz
- 2 EL Kürbiskerne
- 2 EL Sonnenblumenkerne
- 2 EL Leinsamen

Zutaten für 18 Stücke

Nährwertangaben

Kalorien

172 KCAL

Proteingehalt

7 g

Kohlenhydratgehalt

22 g

Fettgehalt

6 g

Zubereitung

1. Tomaten kleinschneiden und in eine kleine Schüssel geben. Mit 100 ml kochendem Wasser übergießen und bis zur weiteren Verwendung beiseitestellen.
2. Oliven mit einem großen Messer fein hacken. Rosmarin waschen, trockenschütteln, Nadeln abzupfen und ebenfalls fein hacken.
3. Mehl und Backpulver in einer Rührschüssel mischen. Quark, Eier, Öl und Salz zugeben und mit den Knethaken eines Handmixers zu einem glatten Teig verarbeiten; sollte der Quark sehr feucht sein, evtl. etwas mehr Mehl verwenden.
4. Eingeweichte Tomaten in einem Sieb gut abtropfen lassen und etwas ausdrücken.
5. Den Teig dritteln und unter jedes Drittel jeweils Tomaten, Oliven und Rosmarin kneten. Aus jedem Teigdrittel mit bemehlten Händen 6 Kugeln formen.
6. Kürbiskerne, Sonnenblumenkerne und Leinsamen auf je 1 kleinen Teller geben. Jeweils 6 Teigkugeln mit einer Seite in eine der Sorten drücken.
7. Ein Backblech mit Backpapier auslegen und die Brötchen dicht an dicht in Ei-Form daraufsetzen. Im vorgeheizten Backofen bei 200 °C (Umluft: 180 °C; Gas: Stufe 3) auf der mittleren Schiene 25-30 Minuten backen.

Zwiebelkuchen mit Thymian

Vorbereitungszeit
30 Minuten

Fertig in
50 Minuten

Zutatenliste

- 4 Zwiebeln (200 g)
- 4 rote Zwiebeln (200 g)
- 8 Schalotten (200 g)
- 3 EL Olivenöl
- Salz
- 4 Zweige Thymian
- 200 g Dinkel-Vollkornmehl
- 200 g Weizenmehl Type 1050
- 1 Tütchen Weinstein-Backpulver
- 1 Prise Zucker
- 200 g Magerquark
- 8 EL Milch (1,5 % Fett)
- 6 EL Rapsöl
- 3 EL Schmand (60 g)
- Pfeffer
- 1 EL flüssiger Honig
- 1 TL Paprikapulver (rosenscharf)

Zutaten für 8 Stücke

Nährwertangaben

Kalorien
329 KCAL

Proteingehalt
10 g

Kohlenhydratgehalt
38 g

Fettgehalt
14 g

Zubereitung

1. Zwiebeln und Schalotten schälen und in dünne Ringe schneiden.
2. Olivenöl in einer beschichteten Pfanne erhitzen. Zwiebeln und Schalotten hineingeben, salzen und bei mittlerer Hitze in 8-10 Minuten weichdünsten.
3. Inzwischen Thymian waschen, trockenschütteln, Blättchen abzupfen und grob hacken. Unter die Zwiebelmischung rühren, vom Herd nehmen und beiseitestellen.
4. Beide Mehlsorten mit Backpulver, ½ TL Salz und 1 Prise Zucker in einer Rührschüssel mischen.
5. Quark, Milch und Rapsöl dazugeben. Mit den Knethaken eines Handmixers zu einem geschmeidigen Teig verkneten.
6. Ein Backblech mit Backpapier auslegen. Den Teig darauf ausrollen und den Schmand mit einem Gummispachtel darauf verstreichen. Salzen und pfeffern.
7. Zwiebelmischung auf dem Teig verteilen, dabei ringsherum einen kleinen Rand frei lassen.
8. Honig über die Zwiebeln träufeln und mit Paprikapulver bestreuen. Im vorgeheizten Backofen bei 220 °C (Umluft: 200 °C, Gas: Stufe 3-4) auf der mittleren Schiene 20-25 Minuten backen. Zwiebelkuchen in 8 Stücke schneiden und servieren.

Ricotta-Quark-Kuchen

Vorbereitungszeit

20 Minuten

Fertig in

120 Minuten

Zutatenliste

- 400 g Sauerkirschen (Glas; ohne Stein)
- 1 Bio-Zitrone
- 3 Eier
- 1 Prise Salz
- 100 g Rohrzucker
- 1 Tütchen Bourbon-Vanillezucker
- ½ TL gemahlener Zimt
- 250 g Ricotta
- 100 g Magerquark
- 90 g Dinkelgrieß
- 2 TL Puderzucker (ca. 10 g)

Zutaten für 8 Stücke

Nährwertangaben

Kalorien

234 KCAL

Proteingehalt

10 g

Kohlenhydratgehalt

32 g

Fettgehalt

6 g

Zubereitung

1. Sauerkirschen aus dem Glas in ein Sieb geben und abtropfen lassen (Saft anderweitig verwenden).
2. Zitrone heiß abwaschen, trockenreiben und die Hälfte der Zitronenschale auf einer feinen Reibe abreiben.
3. Eier mit 1 Prise Salz, Rohrzucker und 1 EL heißem Wasser etwa 3 Minuten zu einer hellen Creme aufschlagen.
4. Zitronenschale, Vanillezucker und Zimt unterrühren. Ricotta, Magerquark und Dinkelgrieß ebenfalls kurz unterrühren. Kirschen unterheben.
5. Eine Springform (Ø 20 cm) mit Backpapier auslegen, Kirsch-Grieß-Masse einfüllen und glattstreichen. Im vorgeheizten Backofen auf der mittleren Schiene bei 180 °C (Umluft: 160 °C, Gas: Stufe 2-3) etwa 45 Minuten backen.
6. Herausnehmen, auf ein Kuchengitter oder einen umgedrehten Backofenrost stellen und 10 Minuten abkühlen lassen. Dann den Springformrand entfernen und den Kuchen vollständig erkalten lassen. Vor dem Servieren Puderzucker in ein Teesieb geben und den Kuchen damit bestäuben.

Pizzaschnecken

Vorbereitungszeit
25 Minuten

Fertig in
70 Minuten

Zutatenliste

- 200 g Mehl Type 1050
- ½ Tütchen Trockenhefe
- 1 TL Salz
- 3 getrocknete Tomaten in Öl
- 3 EL Tomatenmark
- ½ TL Pizzakräuter
- 100 g Kirschtomaten
- 1 Stück Parmesankäse (ca. 25 g)

Zutaten für 2 Stücken

Nährwertangaben

Kalorien
219 KCAL

Proteingehalt
9 g

Kohlenhydratgehalt
37 g

Fettgehalt
3 g

Zubereitung

1. Mehl, Hefe and Salz in einer Schüssel mischen. Mit den Knethaken eines Handmixers 100 ml lauwarmes Wasser unterkneten, bis der Teig elastisch ist. Zugedeckt etwa 30 Minuten gehen lassen.
2. Inzwischen die Tomaten auf Küchenpapier abtropfen lassen und fein hacken. In einer kleinen Schüssel mit Tomatenmark und Kräutern mischen.
3. Kirschtomaten waschen, abtropfen lassen und in Scheiben schneiden.
4. Den Teig nochmals durchkneten und auf einer bemehlten Arbeitsfläche zu einem Rechteck von ca. 40x30 cm ausrollen.
5. Die Tomatenmischung auf den Teig geben und darauf verstreichen. Mit Tomatenscheiben belegen. Parmesan reiben und über die Tomaten streuen.
6. Nun den Teig von der langen Seite aus fest aufrollen. Die Teigrolle in 8 gleichmäßig dicke Scheiben (à ca. 2 cm) schneiden.
7. Ein Backblech mit Backpapier auslegen und die Schnecken darauf verteilen. Nochmals 15 Minuten gehen lassen und anschließend im vorgeheizten Backofen bei 225 °C (Umluft: 200 °C, Gas: Stufe 3-4) auf der mittleren Schiene etwa 15 Minuten backen.

Oliven-Stockbrot aus Hefeteig

Vorbereitungszeit
30 Minuten

Fertig in
90 Minuten

Zutatenliste

- ½ Würfel Hefe
- 50 g schwarze Oliven ohne Steine
- 175 g Mehl
- 175 g Dinkelmehl Type 630
- 1 TL Salz
- 5 EL Olivenöl

Zutaten für 8 Portionen

Nährwertangaben

Kalorien
227 KCAL

Proteingehalt
5 g

Kohlenhydratgehalt
31 g

Fettgehalt
9 g

Zubereitung

1. 200 ml lauwarmes Wasser in eine Schüssel geben. Die Hefe hineinbröckeln und unter Rühren auflösen. Oliven grob hacken.
2. Mehl, Dinkelmehl, Salz und gehackte Oliven zum Hefewasser geben. Olivenöl ebenfalls zufügen.
3. Alles mit den Knethaken eines Handmixers zu einem glatten Teig verkneten. Mit einem sauberen Küchenhandtuch zudecken und etwa 1 Stunde gehen lassen.
4. Nicht zu dicke, ca. 60 cm lange Holzstöcke an einem Ende entrinden oder mit Alufolie umwickeln. Den Hefeteig noch einmal durchkneten, in 8 Portionen teilen und um die Stöcke wickeln. Über dem heißen Grill in 10-15 Minuten braun grillen.

Mais-Paprika-Auflauf

Vorbereitungszeit
25 Minuten

Fertig in
70 Minuten

Nährwertangaben

Kalorien
358 KCAL

Proteingehalt
15 g

Kohlenhydratgehalt
31 g

Fettgehalt
18 g

Zutatenliste

- 550 g Mais (Dose, Abtropfgewicht)
- 2 Zwiebeln
- 3 Knoblauchzehen
- 2 rote Paprikaschoten (à ca. 200 g)
- 1 grüne Paprikaschote (ca. 200 g)
- ½ Bund Koriander
- 4 EL Olivenöl
- Salz
- 3 EL Dinkelmehl Type 630
- 4 Eier
- 1 Msp. Cayennepfeffer
- 1 Msp. gemahlener Kreuzkümmel
- 1 Msp. Chilipulver

Zutaten für 4 Portionen

Zubereitung

1. Mais in einem Sieb abtropfen lassen. Zwiebeln und Knoblauch schälen und fein würfeln.
2. Paprikaschoten halbieren, entkernen, waschen und in kleine Würfel schneiden.
3. Koriander waschen, trockenschütteln und samt der zarten Stiele grob hacken.
4. Eine Auflaufform mit 1 EL Olivenöl ausstreichen. Das restliche Öl in einer beschichteten Pfanne erhitzen. Zwiebeln, Knoblauch und Paprikawürfel darin 5 Minuten bei mittlerer Hitze andünsten. Mit Salz würzen, etwas abkühlen lassen und den Koriander untermischen.
5. Mais in ein hohes Gefäß geben und mit einem Stabmixer fein pürieren.
6. Maispüree und Mehl in eine Schüssel geben. Die Eier zufügen und alles gründlich mischen.
7. Paprikagemüse unter die Mais-Mehl-Eier-Mischung geben und mit Salz, Cayennepfeffer, Kreuzkümmel und Chilipulver pikant abschmecken.
8. Die Gemüse-Eier-Mischung in die Auflaufform füllen, glattstreichen und im vorgeheizten Backofen bei 200 °C (Umluft 180 °C, Gas: Stufe 3) etwa 45 Minuten backen.

Low-Carb-Fitnessbrot

Vorbereitungszeit
10 Minuten

Fertig in
70 Minuten

Nährwertangaben

Kalorien
118 KCAL

Proteingehalt
8 g

Kohlenhydratgehalt
11 g

Fettgehalt
4 g

Zutatenliste

- 500g Magerquark
- 50g Dinkelkleie
- 1 Apfel, gerieben
- 4 EL Sonnenblumenkerne
- 1 TL Salz
- 250g Haferkleie
- 5 Eier
- 4 EL Leinsamen
- 1,5 Päckchen Backpulver

Zutaten für 20 Scheiben

Zubereitung

1. Backofen auf 180°C vorheizen
2. Magerquark, Eier, geriebener Apfel und Salz mit einem Handrührgerät gut verrühren
3. Anschließend unter Rühren Hafer- und Dinkelkleie, Leinsamen, Sonnenblumenkerne und Backpulver hinzufügen
4. Den Teig in eine Kastenform geben und 50 bis 60 Minuten backen,

Leinsamen-Knäckebrot

Vorbereitungszeit
15 Minuten

Fertig in
25 Minuten

Zutatenliste

- 4 EL Leinsamen, geschrotet
- 2 EL Sesam
- 2 EL Käse, gerieben
- 1 Prise Salz
- 4 EL Leinsamen, gemahlen
- 1 EL Sonnenblumenkerne
- 5 EL Wasser
- 1 Prise Paprikapulver

Zutaten für 8 Scheiben

Nährwertangaben

Kalorien
63 KCAL

Proteingehalt
4 g

Kohlenhydratgehalt
1 g

Fettgehalt
4 g

Zubereitung

1. Die Zutaten gut vermischen und etwa 10 Minuten quellen lassen, so dass eine zähflüssige Masse entsteht.
2. Nun die Masse auf ein Backpapier geben. Damit der Knäckebrotteig ganz flach wird, am besten einen nassen Löffel zur Hilfe nehmen und den Teig platt drücken.
3. Anschließend das Ganze für ca. 15 Minuten bei 170°C in den Backofen geben.
4. Solange der Teig noch warm ist, mit einem Pizzaschneider in gleich große Stücke teilen und kalten werden lassen.

Und wie hat es Dir geschmeckt?

Wir möchte uns nochmals bei Dir bedanken für den Kauf dieses Backbuchs! Nachdem Du unsere 55 Rezeptideen kennengelernt hast, solltest Du nicht dabei haltmachen. Rezepte dienen als ein toller Denkanstoß, doch jetzt ist es an der Zeit Selbst kreativ zu werden!

Unser Team sieht die Küche, als eine Art Labor. Wir sind die Forscher, die Lebensmittel unsere Chemikalien und die Rezepte sind unsere Anleitungen. Diese Anleitungen sind jedoch keine festen Gesetze und sie dienen nur als ein Vorschlag. Doch wer nicht wagt, der nicht gewinnt!

Werde Selbst zum Forscher deiner eigenen Low Carb Backstube und teste Dich aus. So wirst Du nicht nur tolle, einzigartige Rezeptideen entwickeln... Kochen macht auch gleich viel mehr Spaß!

Kinder lieben es zu Kochen und in der Küche auszuhelfen. Hast Du Dich schon einmal gefragt wieso?

Weil die Küche für Sie wie ein Spielplatz ist! Fang also wieder an so zu denken, wie ein Kind – Zumindest in der Küche.

Wir wünschen Dir viel Spaß beim Kochen, Austesten und natürlich Genießen!

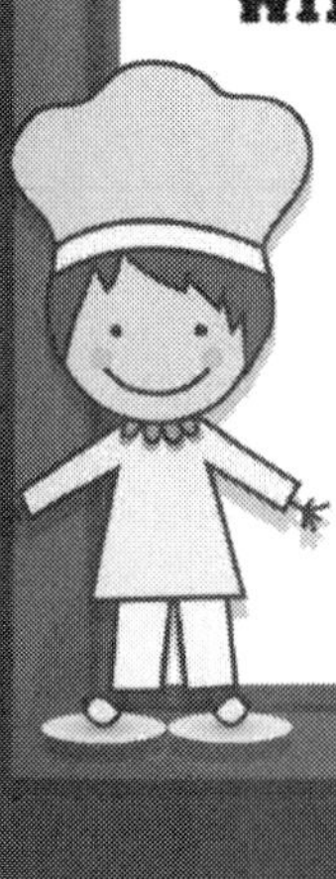

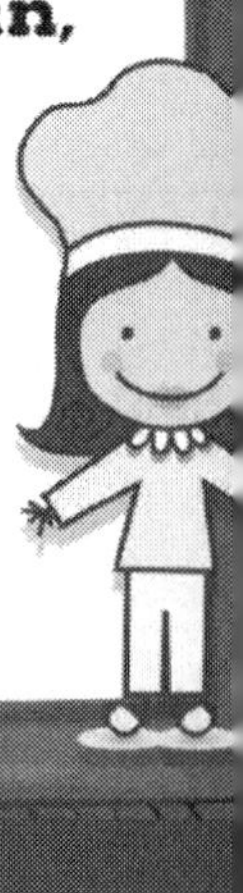

Impressum

Der Autor wird vertreten durch:
John Harder
Kirchplatz 9
01623 Lommatzsch
johnhardy@gmx.net

24133662R00045

Printed in Poland
by Amazon Fulfillment
Poland Sp. z o.o., Wrocław